1,12 g/L

MA VIE AVEC LE DIABÈTE

Éditions Ellébore
5, rue de Charonne, 75011 Paris

Direction éditoriale : Édouard Frison-Roche
Édition : Anne Bianchin, assistée de Lucie Bernamont
Création graphique et mise en pages : Charlotte Thomas

ISBN : 979-10-230-0200-3

Cloé Neher

Préface du Dr Amélie Tielmans-Baron

1,12 g/L

MA VIE AVEC LE DIABÈTE

Ellébore

SOMMAIRE

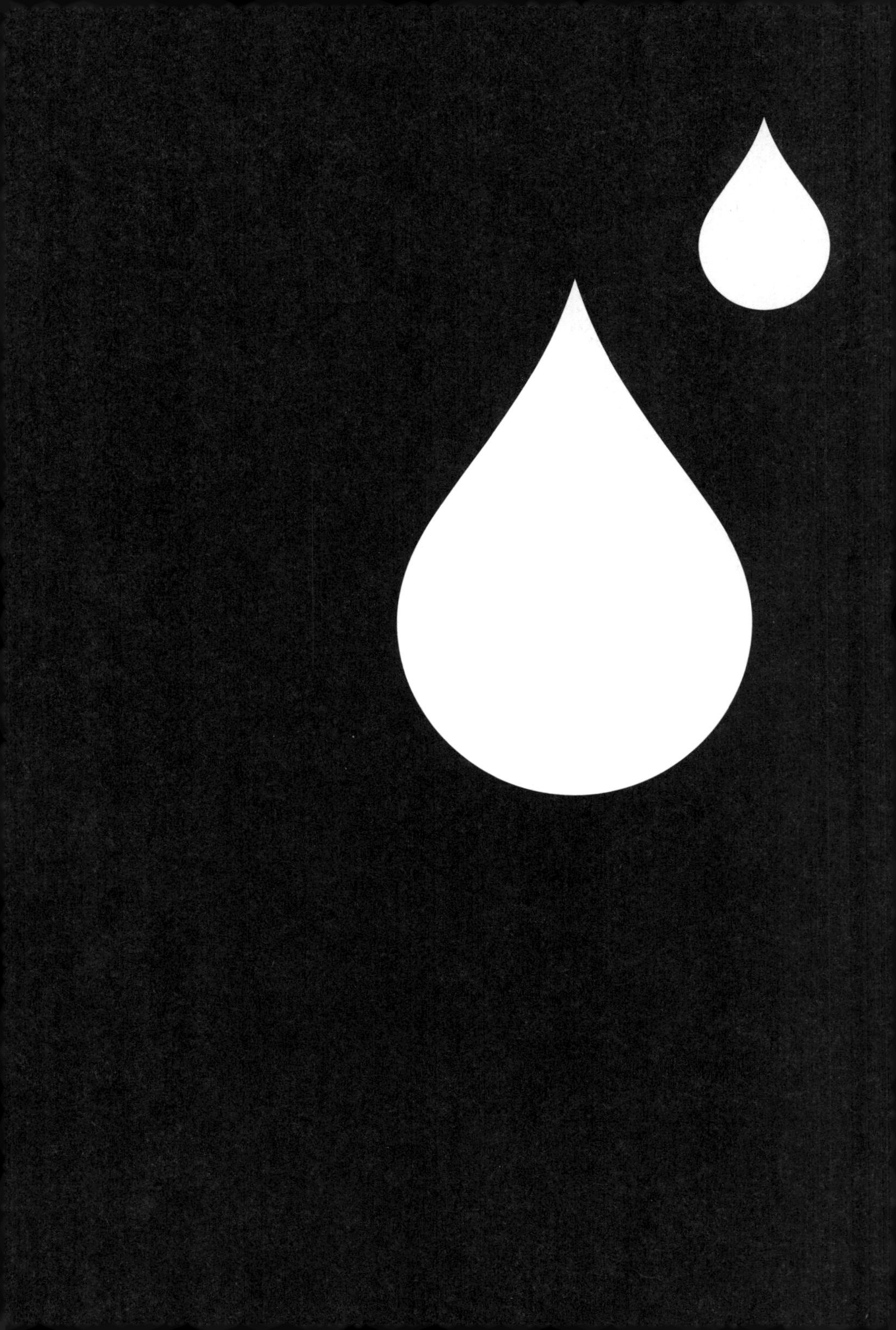

PRÉFACE

C'est avec grand plaisir que j'ai accepté la demande de Cloé d'écrire la préface de son livre.

J'exerce la diabétologie depuis plus de 20 ans et la côtoie depuis encore plus longtemps dans mon entourage proche. J'avoue que le projet de Cloé, loin de me surprendre, m'a paru en accord avec sa personnalité affirmée et lui permettra sans doute d'avancer dans son parcours avec, dans son sillage, d'autres patients diabétiques, je l'espère.

J'ai une profonde admiration pour ces patients qui s'arment de courage chaque jour pour parfaire leur glycémie avec des outils encore imparfaits. Mais j'ai aussi une grande confiance en la science et l'avenir pour transformer leur vie avec les techniques du futur.

Nul doute qu'une page se tourne avec ce livre, j'ai hâte de connaître la suite de l'histoire...

Dr Amélie Tielmans-Baron

Diabétologue et endocrinologue

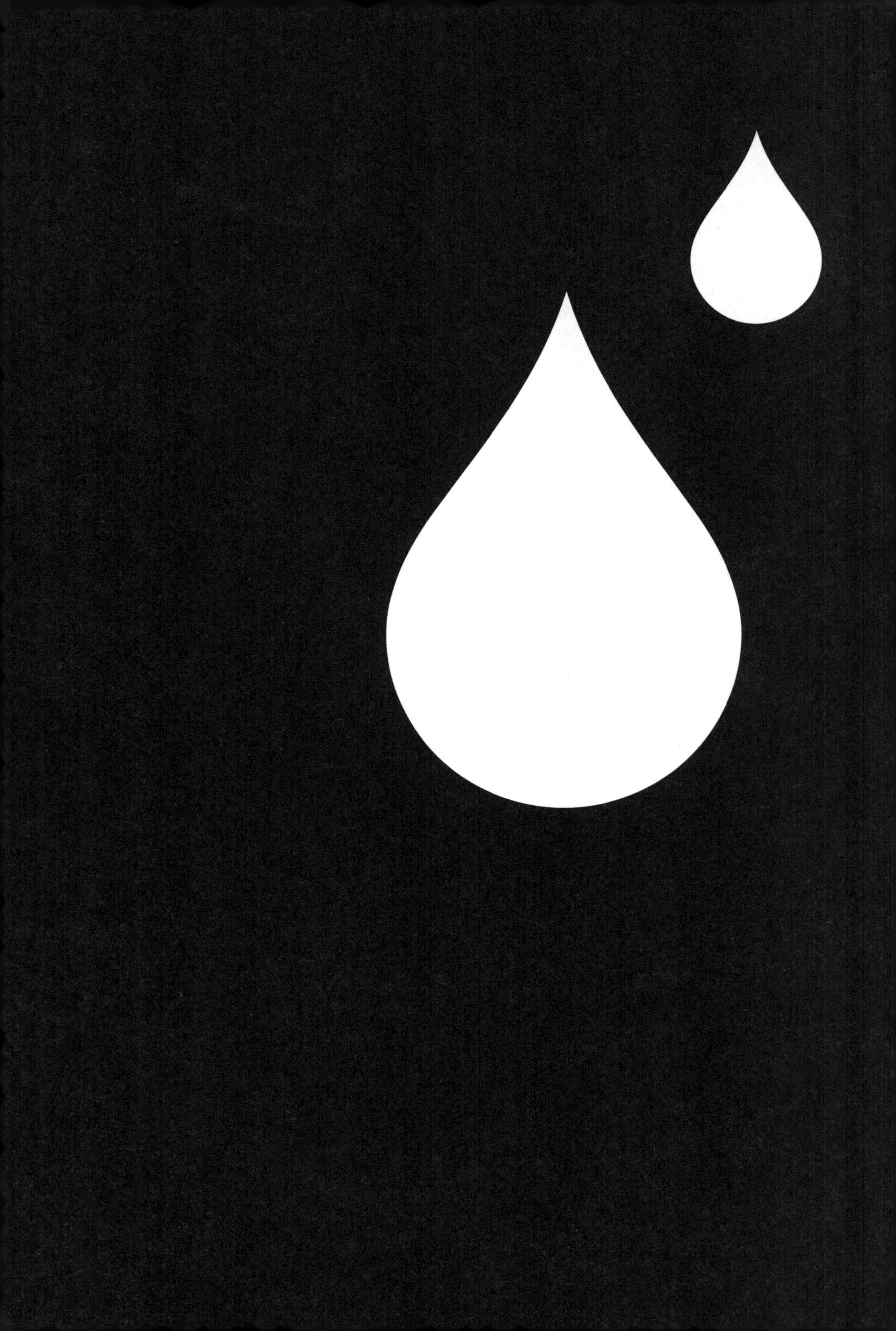

PROLOGUE

Après avoir passé le vingt-huitième virage de ma vie et quinze ans après mon tout premier test de glycémie, je n'ai toujours pas réussi à mettre la main sur le *Manuel d'instruction miracle* qui me permettrait de vivre en parfaite osmose avec mon insulinodépendance. Si je suis aujourd'hui persuadée qu'il est un fantasme, c'est parce qu'il existe autant de manières de vivre la maladie que de malades – même le meilleur des diabétologues n'a pas le pouvoir en lui de préparer et d'accompagner parfaitement son patient à travers son combat de tous les instants. Comme un coach, il reste sur le côté à observer les performances de son élève, sans vraiment voir clair dans le jeu de l'adversaire énergivore et increvable qui essaye de le faire tomber.

Le diabète est un grand professionnel des cadeaux empoisonnés : la charge mentale est le premier qu'il nous offre, sans bien sûr nous laisser le droit de le refuser. Nous débrouiller avec ça est à peu près tout ce qu'il nous reste à faire. À travers les pages que vous vous apprêtez à parcourir, je tente de lever le voile sur la lourdeur des répercussions psychologiques que le diabète de type 1 empile sur nos têtes. Est-ce parce que la santé physique passe avant la santé mentale qu'on évite de parler haut et fort de ces dégâts ? Est-ce parce qu'ils sont invisibles sur l'écran du lecteur de glycémie ?

Ce livre que vous tenez entre les mains n'a aucune dimension scientifique. Il n'explique rien d'un point de vue biologique ou médical. Il n'est rien qu'un témoignage transparent de la vie d'une jeune femme qui tente de surmonter les étapes que sont l'adolescence et le début de la vie adulte, et que le diabète a complètement dévastée. C'est ma vie. Si l'écriture de ces pages a été une expérience libératrice et formidable pour moi, j'espère que, de votre côté, vous trouverez de nouvelles pistes de compréhension de ce handicap, que vous le viviez personnellement ou non. C'est mon histoire, elle n'a sûrement rien à voir avec la vôtre, mais elle a peut-être le potentiel de vous aider, ou de vous aider à aider.

> **« LA PAIX AVEC LES AUTRES ET AVEC SOI EST UNE VICTOIRE QU'ON NE GAGNE QU'APRÈS S'ÊTRE VAINCU SOI-MÊME. »**
>
> Renée Ouvrard

PARTIE 1

« ENCHANTÉE ! CLOÉ, DIABÉTIQUE. »

« Et si c'était ça ?

Elle avait beaucoup grandi. Elle était filiforme, comme beaucoup de filles de 14 ans. Elle était dans une classe à horaires aménagés, elle combinait ses cours de 3e au collège et la danse classique au conservatoire.

Elle était fatiguée. Elle ne se sentait pas très bien, disait même avoir des nausées. Après tout c'était l'adolescence, il n'y avait pas lieu de s'inquiéter, le brevet des collèges approchait, et puis les examens au conservatoire. Tous ces cours, le stress, la croissance...

Mais quand même, elle s'était mise à boire beaucoup, d'énormes quantités d'eau...

J'avais fait malgré moi des recherches sur Internet. "Ma pauvre Cloé, tu te rends compte ? Ta mère veut te coller un diabète..." Notre médecin de famille était debout devant moi et me narguait gentiment en souriant. "Bon, on va quand même t'envoyer faire une prise de sang."

Il nous a appelés le lendemain : il venait de recevoir les résultats du laboratoire. J'ai foncé à son cabinet pour y retrouver Cloé et son père. Nous étions tous les quatre complètement *dépités. Il prononçait ce mot que je redoutais tant : "diabète". "Les résultats sont mauvais ; Cloé doit être hospitalisée en urgence." Il fallait faire vite. Il a hésité entre la pédiatrie et les adultes. "Elle a presque 14 ans, on va la mettre chez les adultes."*

À notre arrivée à l'hôpital, on monte en diabétologie. On nous installe dans la salle d'"alimentation". On se croirait presque dans une épicerie. Il y a des balances de cuisine, toutes sortes d'aliments frais et en conserves ; aux murs, des affiches avec des photos de pieds et inscrit partout le mot diabète. Il ne nous lâche pas.

Une diététicienne arrive, et nous avons droit à un véritable interrogatoire. Je ne comprends rien. Qu'est-ce que tout cela veut dire ? Cloé a toujours eu une alimentation saine ! Elle est malade ? Ma princesse, mon bébé, l'amour de ma vie… Non, ce n'est pas vrai, c'est impossible !

Plus tard une blouse blanche vient nous chercher. On traverse un long couloir, il n'y a que des personnes vieilles ou en surpoids, alitées.

On nous installe dans une chambre. Mon cœur va s'arrêter, je suis perdue. Je sombre… »

Maman

L'annonce de la maladie est venue m'écraser de tout son poids au printemps 2006. C'était à la fin du mois de mai. Ce matin-là, j'arpentais encore fièrement et sereinement la route qui me menait à mon quinzième anniversaire ; le virage le plus abrupt de toute mon existence m'attendait, bien caché, quelques mètres plus loin. Les mots ne pourront jamais exprimer la brutalité de cet événement qui, pour toujours, dans ma tête, rimera avec absurde et incompréhensible. Quand mon père est entré dans ma chambre ce fameux jour, après avoir raccroché avec le médecin, j'ai eu du mal à le reconnaître. Le chagrin l'enveloppait tout entier. « Les résultats d'analyses ne sont pas bons, mon poussin. Tu es diabétique », a-t-il lâché fébrilement, les mains enfoncées dans les poches et le désespoir dégoulinant de ses yeux. Quelques minutes plus tard, j'étais debout dans la cuisine, fixant le vide avant de m'écrouler au sol, terrassée par cette nouvelle dont je n'arrivais pas à mesurer l'importance. « Qu'est-ce que ça veut dire, qu'est-ce que ça va changer, qu'est-ce que je vais faire ? Est-ce que je vais mourir ? » Voilà, j'étais arrivée l'entrée du virage. À la dernière page du livre de ma merveilleuse vie d'enfant. C'est sans préparation et sans transition que je l'ai refermée, pour toujours.

Je m'appelle Cloé. J'ai eu 28 ans cette année, le 27 septembre. La première moitié de ma vie, la *normalité* ne m'a pas quittée d'une semelle – je croyais naïvement qu'elle était à moi, qu'elle le serait pour toujours et que l'on continuerait à avancer ensemble dans la vie. J'ai eu la chance de connaître l'insouciance et la liberté d'une enfance épargnée par la toxicité et la lourdeur d'une maladie auto-immune. Je ne me souviens pas nettement de cette vie-là, mais je sais que je la regarderai avec tendresse pour toujours. Elle est si loin de moi maintenant. Depuis que la normalité m'a quittée et qu'elle ne m'appartient plus qu'un tout petit peu, elle me nargue chaque seconde de chaque jour et de chaque nuit. Je sais qu'elle n'est jamais vraiment loin et que j'arriverai à son niveau tôt ou tard, mais le problème, c'est qu'on ne peut pas vraiment compter sur elle. Madame est une grande joueuse : elle adore me voir lui courir après et ne me laisse jamais le temps de récupérer sur le bas-côté. Quand on se retrouve, elle et moi, c'est toujours magique de faire un bout de chemin ensemble. J'essaye de la garder, je m'accroche fermement à elle, mais elle se sent toujours obligée de me filer entre les doigts et de reprendre de l'avance. Alors je cours un peu plus vite, et ça recommence, encore et encore. Je sais ce que vous mourrez d'envie de me dire maintenant : « La maladie n'empêche pas d'être *normal*, on peut vivre avec elle sans problème, et puis, de toute façon, on est tous différents. » Si c'est ce que vous pensez, vous n'avez pas tout à fait tort, mais vous êtes aussi loin d'avoir raison.

1992-2006 : LA NORMALITÉ ET MOI

Je suis née dans un petit village sur les hauteurs de Rouen, en Normandie. La maison qui m'a vue grandir est celle que mon père a construite de ses mains, à l'époque où je bullais dans le ventre tout rond de ma mère. Mes parents n'ont pas eu d'autre enfant après moi, mais la vie m'a offert le plus grand des privilèges lorsqu'elle a déposé Colombe sur ma route et qu'elle a fait de moi sa grande sœur de cœur. Colombe et moi, c'était dur de nous séparer : comme sa maison collait la mienne et qu'on n'avait jamais de raison de ne pas être ensemble, on l'était tout le temps. Quand on n'était pas dehors à vivre nos meilleures vies imaginaires, on passait nos journées sous son lit en mezzanine, au milieu de nos caisses remplies à ras bord de Playmobil ou entourées de nos gangs de Bratz, à qui on en faisait voir des vertes et des pas mûres à tous les coups. À part les biscottes à la confiture de 16 heures et les rappels à l'ordre de 19 heures de ma mère, rien n'avait jamais le pouvoir d'interrompre ces jeux qui nous animaient. Mon enfance ne m'a jamais rien donné d'autre à vivre que de la douceur, de la tranquillité et de l'amour, en ponctuant mon temps de rêves, de rires et de couleurs. C'est grâce à tout cela qu'elle a été absolument et simplement magnifique. Je n'ai pas connu d'épreuves ; pas de traumatismes, pas de choc émotionnel. *RAS*.

J'étais une petite fille sensible et pleine d'imagination. Toujours calme et docile, je respectais les règles et les grandes personnes autour de moi sans faire d'histoire. J'étais bonne à l'école – les chiffres et les sciences m'épouvantaient parfois au point de me faire pleurer, mais je me rattrapais largement en français, en histoire et en langues. Le mercredi midi, j'attendais avec impatience que la cloche sonne et donne le coup d'envoi du tant attendu *mercredi crêpes* à la maison : avec mes copines, on passait nos après-midis à danser comme des folles sur nos tubes préférés, toujours impeccablement maquillées et stylées. J'ai toujours adoré danser, c'est viscéral : lorsque je danse, rien n'existe, ni ma réalité ni le temps. Le salon était mon studio et mes parents mon public, jusqu'à ce que j'atterrisse au conservatoire et que je me concentre pour de vrai sur ma potentielle carrière de danseuse classique.

2006 : L'ANOMALIE EN MOI

Après que le diabète s'est déclaré à l'improviste, au cours de mon adolescence, j'ai tout fait pour tenir le cap malgré ce tsunami qui venait de bazarder ma vie entière. Pendant mes études, et même si les rapports entre moi et mon diabète étaient très conflictuels, j'ai trouvé en moi la force de rester motivée et appliquée. Le master en communication internationale que j'ai décroché avant de mettre un point final à mes études m'a donné l'occasion de poser bagages à Paris, avant de m'amener à la porte du siège de l'entreprise pour laquelle je rêvais de travailler. Son dynamisme a eu vite fait de me recouvrir tout entière : à son image, ma vie s'est transformée en mouvement, m'emmenant d'une journée à une autre à toute vitesse. Après trois années à réfléchir à l'identité visuelle de ses magasins et au stylisme de ses mannequins, j'ai finalement décidé de ressortir par la même porte et de la refermer derrière moi sans regrets. L'heure était venue d'écouter mon cœur, qui essayait de me faire comprendre depuis un moment qu'il fallait que j'arrête de donner mon temps et mon énergie à des projets qui n'avaient ni sens ni réelle utilité à mes yeux. En un claquement de doigts, sans formation et sans transition, je prenais mes fonctions à la Société protectrice des animaux (SPA), gonflée par l'espoir que cette transition vers la cause la plus chère à mon cœur me permette de trouver mon vrai moi. Un an après, je peux dire que je l'aperçois chaque jour un peu plus nettement.

Aujourd'hui, j'ai 28 ans et, avant l'insuline, ce sont les couleurs des choses qui m'animent que j'injecte à ma vie. Je fais tout pour qu'elles déteignent sur mon quotidien et pour que ce dernier s'en imprègne complètement. Les animaux, l'histoire, le tatouage, la musique ou encore la danse, les voyages... Autant de centres d'intérêt qui m'apportent du sens et de la motivation, et dont les pigments arrivent à recouvrir la pâleur, le terne de la maladie que je me traîne comme un *boulet*. Pour moi, le bonheur est surtout dans la simplicité : j'aime partager une bonne bière ou un bon verre de vin avec mes amis en fumant des cigarettes, me perdre dans le fil de nos conversations légères ou engagées, les écouter rigoler et les imiter, parce que j'aime la vie et que je ne l'imagine pas du tout sans le rire. La mienne serait bien moche sans la fête et les vadrouilles, et je crois qu'elle me rendrait folle si elle me privait aussi du sport dont j'ai besoin pour me sentir bien. J'habite en plein cœur de Paris avec l'amour de ma vie et mes deux chats – qui sont aussi les amours de ma vie –, et j'ai la chance de pouvoir compter sur un entourage solide qui est là à chaque fois que j'ai besoin de décompresser et de mettre de côté tout ce qui ne va pas ou, au contraire, de célébrer tout ce qui va bien. Finalement, rien d'anormal ne saute aux yeux quand on me voit, jusqu'à ce que le regard se pose sur la petite trousse de survie que j'ai toujours dans mon sac et sur toutes les bizarreries qui s'y cachent.

> **« C'EST DANS L'OMBRE DE SOI-MÊME QUE L'ON FAIT LES RENCONTRES LES PLUS LUMINEUSES. »**
>
> Jacques Salomé

PARTIE 2

LUTTER POUR L'ÉQUILIBRE

La plupart des gens connaissent plus ou moins vaguement le mot « diabète ». Au minimum, on l'a déjà entendu quelques fois à la télévision, dans la bouche d'untel, ou on est tombé dessus quelque part au hasard, au fil d'une lecture. À moins d'être touché de près ou de loin, on associe la succession de lettres qui forme ce mot pas très joli à de vulgaires et vilains stéréotypes. En réalité, personne d'autre que ceux qui sont tombés dans les mailles du filet de cette pathologie vicieuse ne la connaît vraiment. Peu de gens savent que la maladie n'a pas qu'une seule forme et qu'on distingue le diabète de l'enfant de celui de l'adulte et de celui de la femme enceinte.

Quand le diabète de l'enfant – qu'on appelle type 1 – se manifeste, l'organe défaillant est le seul coupable de l'histoire : le système immunitaire du malchanceux a attaqué et anéanti les cellules productrices d'insuline, et son pauvre pancréas n'est donc plus capable d'en créer. Le DT1 peut être là à la naissance comme il peut se manifester plus tard, même après la vingtaine. Le diabète de l'adulte – type 2 – est très différent, dans le sens où il survient, lui, par hérédité ou par mauvaise hygiène alimentaire. Les deux types se soignent généralement différemment : alors que le diabétique de type 1 est presque toujours insulinodépendant – il s'administre lui-même l'insuline dont son corps a besoin –, la personne atteinte d'un type 2 peut compter sur d'autres traitements, comme des comprimés.

En général, les gens ont du mal à mettre un visage sur la pathologie : ils ne comprennent pas qu'être diabétique, peu importe le type, c'est se battre jour et nuit. C'est être bloqué au milieu d'un parcours du combattant qui tourne en boucle, c'est devoir courir un marathon sans préparation et à toute vitesse, filer tout droit vers la norme en ne fixant qu'elle pour ne pas perdre l'équilibre. C'est être debout sur le fil fragile de l'*acceptable*, et devoir se concentrer de toutes ses forces pour ne pas le perdre.

LES PREMIERS PAS SUR LE FIL

Quand le diabète m'a fait dévier de route, j'étais donc affiliée au programme à horaires aménagés du conservatoire de Rouen. J'avais cours tous les matins au collège et, aussitôt le déjeuner terminé, j'empruntais le long tunnel souterrain qui m'amenait tout droit dans les vestiaires pour enfiler mes collants et mon justaucorps. Les après-midis étaient chargés : mon chignon tiré à quatre épingles et moi, on enchaînait les cours en alternant danse classique, danse contemporaine, formation musicale et histoire de la danse, en essayant de tenir le rythme. En l'espace de quelques mois cette année-là, la maladie encore insoupçonnée est venue puiser dans mes réserves (déjà maigres) de graisse, et les kilos ont commencé à s'envoler aussi discrètement mais sûrement que la fatigue s'est installée. Sur les rotules du matin au soir, j'en suis venue à subir le moindre instant, le moindre mouvement, et à devoir faire des efforts surhumains pour aller au bout des exercices comme les autres. Je me sentais profondément mal dans mon corps et j'étais pleinement consciente de mon incapacité à garder le niveau, ce qui faisait grandir le malaise qui m'étouffait chaque jour un peu plus et que je n'ai jamais réussi à exprimer. Au bout de quelques mois, quand mes parents n'ont plus eu d'autre choix que d'ouvrir les yeux sur ma maigreur et ma fatigue, ils ont aussi été forcés d'admettre que ma consommation d'eau était tout sauf *normale*. Ma soif était insatiable de jour comme de nuit, et je buvais jusqu'à ce que la peau tendue de mon ventre tout gonflé me fasse mal. Ça ne suffisait jamais, c'était comme remplir un seau sans fond. Tous les soupçons se sont confirmés quand le résultat du bilan sanguin est sorti. C'était quelques semaines avant le brevet.

Quand je suis arrivée à l'hôpital le jour du verdict, toute desséchée, amaigrie et amoindrie que j'étais, on m'a annoncé que *l'HbA1c* (l'hémoglobine glyquée), qui permet de constater de l'équilibre glycémique sur une période de plusieurs mois, doit normalement tourner autour de 6 %, et que la mienne était sur le moment à plus de 13 %. On m'a expliqué que mon corps ne pouvait pas éliminer seul l'excès de glucose qui l'avait noyé pendant des mois et qu'il avait été obligé de se servir dans les réserves de graisse de mes muscles, ce qui justifiait cette perte de masse musculaire fulgurante. J'étais pendue aux lèvres de tous ces médecins et infirmières en blouse blanche qui s'agitaient autour de moi et me manipulaient. Je sentais la douceur et toute la chaleur qu'ils envoyaient vers moi à travers chacun de leurs mots soigneusement choisis, j'essayais d'écouter leurs discours avec attention, mais c'est à peine si je les entendais.

À défaut d'avoir la *normalité* avec moi, c'est la difficulté qui m'a tenu compagnie pendant ces premiers jours d'hospitalisation. La première chose qu'il fallait que j'assume, c'était le poids des angoisses de mes parents entassées sur les miennes. J'avais compris qu'ils se faisaient tous deux des nœuds au cerveau à essayer de comprendre, qu'ils étaient tourmentés par un tourbillon de questions qui ne désenflait pas. Quand j'ai pu en parler avec eux des années après, mon père et ma mère m'ont avoué qu'ils s'étaient longtemps demandé ce qu'ils avaient fait de mal, si c'était leur faute et si tout ça aurait pu être évité. Je me souviens de ces larmes discrètes qu'ils n'arrivaient pas à retenir et qu'ils essuyaient aussi vite qu'ils pouvaient pour ne pas que je les remarque. Je me souviens qu'ils étaient tellement démunis qu'ils ont tenté de se rattraper en m'apportant tout ce qui pouvait contribuer à mon confort, comme ce lecteur de DVD portable acheté pour l'occasion. Je crois qu'ils n'auraient pas supporté que l'ennui me donne trop de temps et d'espace pour penser à tout ça. Toutes ces petites choses qu'ils ont faites pour essayer de soulager ma confusion, je ne les oublierai jamais.

Il a fallu tâtonner pendant des jours lors de la mise en place du traitement. Les médecins m'ont expliqué que les dosages d'insuline variaient d'une personne à l'autre et qu'il fallait trouver celles qui convenaient à mon corps en lui laissant aussi du temps pour s'adapter, trouver l'équilibre. L'ambiance était très loin d'être au rendez-vous quand les infirmières m'ont présenté les aiguilles, stylos et autres lecteurs de glycémie. Ce que j'avais devant les yeux me donnait la chair de poule, mais je savais que j'allais devoir obtempérer – je n'avais aucune autre option. Comment faire pour vivre avec tout ça ? Comment supporter physiquement, mentalement de devoir se piquer le doigt et le ventre des dizaines de fois par jour ? Est-ce que j'allais y arriver ? À quoi ressemblerait mon futur avec tout ça ? Quel avenir pour moi ? Pour la première fois de ma vie, j'avais peur de ce corps qui était le mien mais que, pourtant, je n'arrivais plus à comprendre. Il m'avait trahie.

Au début, c'était comme si l'insuline ne servait à rien. À tous les coups elle perdait la guerre qu'elle faisait au sucre dans mon sang, obligée de capituler face à la coriacité et à la ténacité des hyperglycémies. À ce moment-là, la normalité était à des années-lumière de moi, et moi, j'étais à la ramasse. Quand la tendance s'est enfin inversée et que les premières hypoglycémies sont arrivées, c'était comme si j'étais bloquée dans un grand huit impossible à arrêter. Je n'avais jamais ressenti ces sensations nouvelles et indescriptibles qui venaient droit des profondeurs de mon corps et, tout de suite, j'ai su qu'on ne serait jamais copines, elles et moi. Au bout de quelques jours, doucement et heureusement, la distance entre moi et la normalité s'est un peu raccourcie. Il a fallu que je l'atteigne pour réaliser à quel point elle m'avait manqué. Je revois ces infirmières qui venaient me réveiller plusieurs fois dans la nuit pour contrôler mon taux et qui n'en finissaient pas de me dire que ce n'était « pas bon », « toujours trop haut » et « toujours pas bon », jusqu'à ce premier « on y arrive, regarde, ça descend », petite lueur d'espoir dans ce sinistre foutoir qu'était devenue ma vie. Je me souviens des premiers cours d'*insulinothérapie fonctionnelle*, pendant lesquels on nous apprenait combien de grammes de sucre on trouvait dans chaque aliment et à quoi cela correspondait en termes d'unités d'insuline. Je n'aurais jamais cru devoir prendre des cours pour savoir comment manger.

Calculer, estimer, contrôler, ajuster. Tout et tout le temps. À l'hôpital, j'ai appris que j'allais devoir redoubler d'efforts pour rester dans la cible, me tenir le plus loin possible du trop et du pas assez. Ma quête de vie était devenue celle du convenable, de l'équilibre, de la linéarité. Le jeu de la gymnastique cérébrale commençait ici et maintenant. Le jour de ma sortie, quand j'ai pensé au funambule en proie au stress permanent, tenu en haleine et terrifié par le risque de perte de contrôle et de chute, j'ai compris ce qu'il ressentait. J'étais devenue lui, j'étais là, sur le fil.

Pourquoi avoir choisi d'appeler mon témoignage 1,12 g/L ? À cette question, je serais d'abord tentée de répondre : « Et pourquoi pas ? » Ce chiffre est banal, il n'a rien de remarquable. Il n'évoque rien, comme il évoque tout : ce qui compte plus que tout, pour un DT1 comme moi, c'est la normalité.

Cette quête quasi obsessionnelle de la normalité est la mienne à chaque heure du jour et de la nuit. Avoir un taux de sucre dans le sang normal est mon objectif ultime – c'en est un qui me procure à la fois du bien-être, du soulagement et de la fierté, mais aussi, beaucoup d'angoisse et de peur – ne pas atteindre cette fourchette cible peut me faire beaucoup de mal, physiquement d'abord, mais aussi et surtout, psychologiquement.

Si 1,12 g/L est un taux qui ne peut pas se vanter d'être remarquable, il a l'immense avantage d'être absolument normal – il évoque l'acceptable, l'absence d'anomalie. Il est de ceux qui me font rêver, qui m'émeuvent tant ils sont faciles, innocents et dociles. Quand un chiffre comme ça s'affiche sur mon lecteur de glycémie, je me sens bien, en sécurité, la paix s'installe en moi et j'en reste là avec grand plaisir. Il n'y a plus rien à faire, plus rien à prouver. Je suis dans le vert et je peux souffler : l'objectif est atteint. Pour le moment.

Ce livre, c'est l'histoire de ce taux que j'aime et dont je rêve. Laissez-moi vous parler de lui, des moments où il se rapproche de moi, où il me laisse le capturer, et des autres où il me distance...

Après l'opération sauvetage à l'hôpital, les kilos sont vite revenus. Un peu comme le jardinier sauve la vie d'une fleur desséchée en la gorgeant d'eau, les médecins avaient redonné à mon corps abîmé l'insuline dont il avait besoin pour bien travailler. Grâce à elle, je me suis doucement redressée. Puisque j'avais été obligée d'entamer un nouveau chapitre de mon existence, je voulais qu'il soit radicalement différent des autres, et je sentais en moi que la première étape de ce changement était de rompre avec la danse, définitivement. J'avais trop souffert au conservatoire cette année-là, il fallait que je m'éloigne totalement et d'un coup pour oublier à quel point je m'étais sentie misérable, pour enterrer très profondément la pression et le sentiment d'infériorité qui m'avaient collé à la peau si longtemps avant le drame. Ce n'était plus moi, et plus pour moi. Quand je suis arrivée au lycée, j'étais quelqu'un d'autre. Fière de mes joues bien rondes, de mes cheveux roses et de mon style manga, je me trimballais dans les couloirs du lycée en exhibant franchement l'assurance que je faisais semblant d'avoir. En fait, je crois que j'avais besoin de me créer un nouveau personnage et de trouver du réconfort dans un univers bien défini et atypique pour encaisser et m'adapter à cette nouvelle vie. J'avais envie de provoquer mon entourage et de montrer aux autres que j'étais bien dans ma peau, que j'assumais ce style différent et qu'il ne m'empêchait pas d'être aussi normale qu'eux. Globalement, ma vie de lycéenne s'est bien passée, la cohabitation avec la maladie a démarré sans trop de problèmes. Quand on y pense, ça paraît normal, puisqu'en général, ce n'est pas au tout début d'une course d'endurance que l'on souffre le plus...

J'avais beau être une ado sérieuse, mes yeux n'étaient qu'à moitié ouverts à l'époque. Je pense que c'est parce qu'ils n'arrivaient pas regarder la maladie en face qu'ils étaient incapables de mesurer son importance. La légèreté avec laquelle je vivais mon problème était si grande qu'elle m'empêchait de voir toute la place qu'il prenait et allait prendre dans ma vie. À cette période, mon corps et ma tête fonctionnaient encore ensemble dans un parfait alignement. Je me laissais porter, protégée par la bulle d'innocence et d'insouciance qui m'enveloppait encore. J'étais dans mon monde et j'avais tout pour moi, à commencer par l'amour surpuissant de mes parents qui pansait toujours tous mes maux et anéantissait tout ce qui pouvait me nuire. Grâce à leur soutien sans faille, j'appliquais toutes les méthodes et astuces qu'on m'avait apprises à l'hôpital, et tout ça fonctionnait plutôt bien. Le chaos croisait rarement mon parcours, et même quand il était trop proche de moi, j'arrivais à le distancer facilement. On dit que les premiers mois de la maladie, certains DT1 peuvent vivre ce que l'on appelle une *lune de miel* : le pancréas n'est pas encore totalement hors service et la mise en place du traitement par injection d'insuline, s'il fonctionne bien, peut être tellement efficace que l'équilibre des taux de glycémie frôle la perfection. Les besoins d'insuline baissent jusqu'à ce que le corps n'en en ait quasiment plus besoin, et le tout devient si troublant qu'on se demande même si on est véritablement malade. Je crois que j'ai vécu ce phénomène au tout début : tout était simple et beau, comme le calme qui précède la tempête.

« LA PIRE DES SOLITUDES N'EST PAS D'ÊTRE SEUL MAIS D'ÊTRE UN COMPAGNON ÉPOUVANTABLE POUR SOI-MÊME. »

Jacques Salomé

LA CHUTE DANS LE VIDE

Seule sur la route

Quand on est malade du diabète de type 1, notre premier compagnon de route s'appelle solitude. Être diabétique, c'est être seul, profondément et tout le temps : seul confronté à la maladie, seul avec elle, seul contre soi et seul avec soi. Cette solitude-là n'est pas physique, elle est purement mentale et émotionnelle. Depuis que j'ai rencontré mon diabète, il ne s'est pas passé un jour sans que je me sente profondément seule, malgré les barriques d'amour et de soutien que m'offre l'entourage que j'ai la chance d'avoir. Ce sentiment, je sais qu'il dort en moi depuis toujours et qu'il m'accompagnera jusqu'à la fin. Je suis coincée à l'intérieur de moi-même avec la maladie, partout et tout le temps, et l'espace est si petit entre elle et moi que personne n'est jamais arrivé à l'occuper complètement. Au fil des années, certains de ceux qui gravitent autour de moi ont osé faire ce petit pas timide et hésitant vers moi et ma maladie pour essayer de nous comprendre. Même s'ils connaissent le sujet dans les grandes lignes et dans la forme, j'ai l'impression que quelque chose les empêche et les empêchera toujours d'entrer à l'intérieur de ma relation avec le diabète pour voir de manière concrète ce à quoi elle ressemble et comment elle s'articule. Est-ce que c'est par pudeur, par timidité ? Ou peut-être plutôt par respect ? Est-ce parce qu'ils se disent qu'ils feraient mieux de me laisser tranquille, de ne pas s'immiscer aussi loin dans mon intimité et de me laisser gérer ça comme je sais le faire ? Après avoir longtemps et longuement réfléchi à la question, j'ai fini par me dire que c'est possiblement un mélange de tout ça. Si j'étais à leur place, je préférerais peut-être aussi garder mes distances, m'approcher au maximum puis m'arrêter juste avant de pouvoir toucher l'autre et le boulet qu'il se traîne. J'aurais peut-être peur de ne pas pouvoir comprendre leur monde, de ne pas maîtriser le langage secret qu'ils utilisent tous les deux pour se parler. En fait, je pense que tous ceux qui sont en dehors de cette relation entre moi et ma maladie le seront toujours ; c'est sûrement quelque chose qui ne peut s'observer que de dehors, derrière la vitre. La vérité, c'est que j'ai toujours eu désespérément besoin qu'ils brisent cette vitre, même si j'accepte et comprends qu'ils ne le fassent pas. Secrètement, je rêve qu'ils me demandent plus souvent comment je vais, comment je gère, qu'ils me proposent d'en parler même un tout petit peu, une minute ou deux. Mais il y a une incompatibilité, quelque chose bloque. C'est comme ça.

Je pense que c'est d'abord à cause de cette impossibilité, de cette nette incapacité à partager ma condition avec les autres que ma vie a changé, au moment de mon entrée à l'université. Je venais d'avoir 20 ans et j'allais droit vers la vie d'adulte, me rapprochant de la maturité et en m'éloignant de cet état d'insouciance dans lequel je lézardais depuis toujours. Le regard que je portais sur ma maladie s'est mis à changer à ce moment-là. Sans m'en rendre réellement compte, j'ai poussé le zoom à fond sur elle et je l'ai verrouillé. En la regardant sous toutes ses formes, je me suis mise à me poser beaucoup plus de questions, surtout sur les possibles conséquences d'un diabète mal géré. Comment faire en sorte d'échapper à ces conséquences irréversibles et terrorisantes que la maladie peut avoir ? Des pensées noires et morbides se sont introduites dans ma tête par une porte que je n'ai même pas eu conscience d'avoir ouverte et qui s'est d'ailleurs refermée à clé derrière elles. Je me suis petit à petit recentrée et recroquevillée sur moi-même, anéantie par la prise de conscience qui venait de me faire comprendre que personne ne pourrait jamais m'aider à me battre. C'était ma guerre, et j'étais la seule soldate sur le front.

J'ai alors fait un pacte avec moi-même : jamais, sous aucun prétexte, je ne m'abandonnerai. Jamais je ne ralentirai la cadence, jamais je ne permettrai à la normalité et à son amie la linéarité de me distancer. Je redoublerai toujours d'efforts pour que mon parcours dessine une ligne droite et parfaite, et pour assurer ma sécurité. Par tous les moyens possibles et du mieux que je le pourrai, je prendrai soin de mon corps. J'allais gagner cette foutue guerre.

Toute la complexité de cet accord résidait dans le fait qu'il était bourré de contradictions : je voulais sauver et protéger mon corps, mais c'était ce même corps contre lequel je me battais et à qui j'en voulais furieusement. C'est à ce moment-là de l'histoire que la confrontation entre mon corps, ma tête et ma maladie a commencé ; alors qu'on aurait mieux fait de marcher ensemble, côte à côte, notre relation triangulaire s'est laissée pourrir par un mélange d'hostilité et de rancœur qui n'allait nous mener nulle part. J'essayais d'accepter ma maladie, d'aimer mon corps et d'être indulgente envers les deux, mais bon sang, comme je les détestais...

De l'humain au robot

Ces années-là m'ont donc doucement poussée vers une forme d'égocentrisme. La gestion de ma maladie et la bataille pour la survie m'ont encouragée à placer mes besoins tout en haut sur la liste de mes priorités. Le zoom s'est bloqué sur moi, au maximum. Alors qu'il était rangé dans la boîte « problème de santé », le diabète s'est lentement mais sûrement déplacé pour venir envahir et se déverser dans toutes les autres petites boîtes de ma vie, débordant de tous les côtés. Yeux ouverts ou fermés, seule ou accompagnée, je ne voyais plus que lui. Très rapidement, je me suis mise à vivre exclusivement pour nous deux, sans avoir conscience de l'immense danger qu'allait représenter cette psychose pour ma santé psychologique. Comme dans une relation amoureuse catastrophique et malsaine, où le dominant martyrise le dominé et où les rôles s'échangent, nous - le diabète, mon corps et ma tête - nous perdions dans des jeux de manipulation et de perversité où la violence, l'incompréhension, la souffrance et la frustration fixaient les règles. Comme vous le savez peut-être, il est monstrueusement difficile de se sortir d'une relation comme celle-ci.

Petit à petit et à mesure que l'importance que j'accordais à mon diabète se développait, j'ai oublié de vivre. Mon objectif était clair : bannir de mon quotidien tout ce qui avait le potentiel de venir perturber la courbe de mes taux de glycémie. J'étais obsédée par les variations de cette courbe qui était la seule à pouvoir me juger, me montrer à quel point je maîtrisais la maladie et que donc je réussissais ma vie. Il fallait à tout prix qu'elle soit linéaire, droite, qu'elle ne s'éloigne jamais de la fourchette type, de la cible. Si seulement j'avais le pouvoir de voyager dans le temps, j'irais retrouver mon moi de 20 ans. Je la serrerais fort dans mes bras et je lui dirais que la vie d'un être humain ne connaît pas la linéarité et que c'est justement ce qui fait la beauté de l'existence. Je ferais tout pour empêcher ma vie de s'en aller vers l'extrême droiture, de devenir une ligne.

Pour survivre, pourtant, j'avais décidé d'opérer selon un nouveau schéma de vie. Je l'avais fait sur mesure et j'avais pensé à tout. Dans ce plan sinistre, rabaissant et cloisonnant, il n'y avait pas de place pour cette grande et terrible ennemie qu'était devenue la vie sociale. Le seul moyen de rester concentrée était de me fréquenter moi-même, exclusivement. Mon plan était optimal et efficace ; pour mon propre bien-être, je devais lui être absolument fidèle. C'était grâce à lui que je pouvais rester confortablement installée dans la plage cible, où j'avais la chance de pouvoir fréquenter la linéarité et la perfection autant que je le voulais. C'était lui qui me permettait de garder le contrôle absolu. Sortir de la zone de confort que je m'étais construite aurait été fou, puisque je n'étais en sécurité nulle part ailleurs.

D'abord, il fallait que je prenne mes repas à des heures ridiculement régulières, à la minute près. Je n'aurais jamais pu supporter que quelqu'un ou qu'un événement imprévu vienne perturber mon rythme. Pour assurer la mort du sucre dans mon sang et donc l'équilibre de mes taux, je m'imposais aussi de marcher sur des distances plus ou moins longues, tous les jours. Il était hors de question pour moi de laisser la moindre chance à la normalité de m'échapper ; je voulais la retrouver coûte que coûte, plus que tout, qu'elle soit à moi comme avant. Sur le chemin de l'obsession maladive, je me suis mise à accélérer chaque jour un peu plus, jusqu'à ce que mon humanité se perde en route et que le processus de robotisation commence en moi. Je suis devenue une machine, une sorte d'automate n'obéissant qu'à son mécanisme interne, une espèce de poupée dépourvue de vie, commandée par les fils invisibles que la maladie se faisait un méchant plaisir de manipuler.

La naissance des troubles du comportement alimentaire

Vivre sans ce foutu handicap représente une chance inestimable, et si tel est votre cas, il faut absolument que vous le réalisiez. C'est un luxe que de pouvoir manger sans avoir besoin de faire tout un tas de calculs au préalable, sans angoisser à l'idée des conséquences qu'un mauvais choix pourrait entraîner. C'est une liberté magnifique et absolue que d'avoir un corps qui fonctionne intégralement et de ne pas avoir à se soucier de l'état de ses mécanismes. Si votre rapport à l'alimentation est complètement sain, sachez que je vous envie de tout mon cœur.

Quand je suis devenue un robot, juste après mon entrée sur le campus, je ne connaissais personne et personne ne me connaissait.

C'était pratique : je me suis servie de la solitude et me suis appuyée sur elle de toutes mes forces pour me recentrer sur moi et consacrer tout mon temps à mon *affection de longue durée*. Le drame, c'est que je n'ai pas su m'arrêter avant d'aller trop loin : je m'étais approchée de l'extrême au point de le percuter en pleine face, violemment. C'est comme si j'avais perdu la raison à ce moment-là ; des idées folles et dangereuses avaient germé dans mon cerveau, donnant naissance à un terrible amalgame entre diabète et poids. Comment, je n'en sais rien, mais j'en suis malheureusement venue à croire que les chiffres sur l'écran du lecteur et ceux sur la balance étaient liés, qu'ils parlaient d'une seule voix. J'avais tout mélangé, je confondais tout et je ne voyais plus rien. Là est arrivée l'anorexie mentale, le début d'une souffrance physique et psychologique de chaque instant.

Il faut savoir que la pratique intensive de la danse classique dès la petite enfance, la même dont je vous parlais quelques pages auparavant, m'a habituée à accorder beaucoup d'importance à l'apparence physique. Jusque très récemment, le degré d'exigence que j'avais envers ma propre personne était très élevé, et dans la maladie, le perfectionnisme s'est trouvé une place confortable. En première loge, il a pu exercer sa cruauté sur moi comme il le voulait. « Si je mange moins et plus léger, j'arriverai forcément mieux à gérer mes taux, car j'aurai besoin de moins d'insuline, et en plus de ça, je vais perdre du poids. » C'était évident dans ma tête : il fallait faire d'une pierre deux coups, puisque l'un allait avec l'autre.

Ma première mesure a été de supprimer toutes les sources d'apport de glucides lents et rapides de mon quotidien. Fini le pain. Adieu les pâtes, le riz, les pommes de terre, les gâteaux... Diabolisées et incriminées pour mon malheur, toutes ces choses dont le corps a pourtant besoin se sont retrouvées balancées dans les cartons « danger » et « excès » que mon cerveau s'est dépêché de sceller et de ranger. L'excès était mon ennemi ultime : il faisait monter la glycémie et grossir en même temps. À ce moment-là, rien ni personne n'aurait pu me faire changer d'avis : si je consommais du sucre, il m'emmènerait loin de ma cible, et la balance, sa complice, me confirmerait que c'était un mauvais choix. Je savais que je serais punie, rabaissée par mon corps et par la maladie simultanément. Les limites que j'ai fini par me poser étaient si rigides, autant en quantité qu'en qualité nutritive, que le chiffre sur la balance s'est mis à diminuer en même temps que les doses d'insuline se sont amoindries, jusqu'au jour où mon corps n'en a plus du tout eu besoin. Ma très chère normalité revenait dans mon champ de vision : soudain elle était là, on avançait ensemble à la même cadence, comme avant : j'avais gagné !

Au bout d'un moment, tout doucement, j'ai fini par m'apercevoir que la machine parfaite que j'étais devenue avait ses failles et que la panne finirait par arriver. Même si le contrôle que j'avais sur ma maladie et l'excellence de mes résultats m'inondaient de fierté, je ne pouvais plus nier que j'étais devenue la victime, le souffre-douleur de la tyrannie et de l'intransigeance que j'avais pourtant moi-même invoquées : elles ne se lassaient pas de me sabrer, toutes les deux un peu plus fortes chaque jour. Quand mon corps s'est mis à m'envoyer ses premiers signaux de détresse, j'ai continué à faire comme si je ne voyais rien. Je crois que j'avais envie d'aller jusqu'au bout de mon projet dictatorial et de faire mine de ne pas les entendre, de ne pas les sentir, même si le mal-être me consumait toute entière. Tant pis pour mon estomac en détresse et pour ma tête qui tournait, c'était secondaire ; si c'était le prix à payer pour pouvoir rester sur le droit chemin, ça m'allait.

À 9 heures, j'arrivais donc à la fac la tête haute et le ventre vide, prête pour une nouvelle partie du *jeu du plus fort*. J'étais sûre que je trouverais la force en moi d'ignorer cette faim qui m'éreintait, d'esquiver cette hypoglycémie qui me talonnait de si près qu'elle était toujours à deux doigts de me faire tomber. Je ne craquais jamais. Même pas pour un verre d'eau. Il fallait que les chiffres descendent sur le lecteur de glycémie comme sur la balance, et c'était ça qui comptait le plus. Dans l'amphithéâtre usé et mal chauffé de la fac, je comptais les secondes et les minutes qui me séparaient du midi, si faible et frigorifiée que j'en tremblais. Quand l'heure de la pause sonnait, je me ruais à la cafétéria complètement affamée, flirtant avec le malaise jusqu'à ce que vienne enfin mon tour et que je puisse engloutir ma salade ridicule. C'était la même tous les jours. Parce que j'avais besoin de sucre, je terminais toujours mon repas par un Kinder Bueno et un café noisette, et j'étais de retour en classe à 14 heures, à peine plus en forme qu'avant mais bien décidée à poursuivre la résistance jusqu'au soir. Arrivée chez moi à 18 heures, je me remettais à surveiller les minutes qui me séparaient de l'heure du repas, tuant le temps comme je pouvais pour oublier les crampes d'estomac, les nausées et les vertiges. À 19 heures, je déboulais comme un canon dans la cuisine, à bout, et harcelais ma mère pour qu'on passe enfin à table, pressée d'en finir (provisoirement) avec ce calvaire. Après ça, je rendais les armes et m'endormais en vainqueur, jusqu'à ce que mon réveil sonne et que *la machine se remette en route*, comme tous les matins, encore et encore.

Les chiffres étaient le reflet le plus fidèle de mes progrès et je m'appuyais sur eux sans modération, mais j'avais d'autres indicateurs de réussite. Le miroir en était un. Comme j'étais littéralement obsédée par ma silhouette, je passais des heures face à lui, tenue en haleine par l'espoir que mon corps change. Je voulais voir mes cuisses et mes mollets s'affiner, et je les observais dans la glace avec toujours plus de sévérité : plus fine, je voulais être toujours plus fine. J'y travaillais tous les jours.

Ce qui comptait le plus, c'était les résultats. Je voulais que la maladie se soumette, qu'elle se taise, qu'elle disparaisse. J'aurais tout fait pour qu'elle abandonne la partie, motivée par l'espoir secret et qu'elle me laisse vivre pour toujours avec ces taux anormalement et merveilleusement bas qui faisaient tant de bien à mon moral. Ce qui reste le plus horrible et le plus dur à avouer, c'est que je n'en avais pas qu'après la maladie ; elle me servait d'excuse pour martyriser ce corps à qui j'en voulais de tout mon cœur et que je poussais sans cesse vers ses limites. La sensation de faim permanente me donnait l'assurance de ne pas prendre de poids et de mériter le repas d'après, même si je faisais toujours en sorte qu'il m'apporte juste de quoi tenir debout. J'aimais m'affamer, j'en avais même terriblement besoin. C'était un sentiment de satisfaction unique, aussi puissant qu'incroyablement pervers.

Comme prévu, ma tête avait réussi à dominer mon corps et mon diabète ; c'est au moment où j'en ai eu la certitude que j'ai pu faire l'état des lieux. Dix kilos en moins et un taux d'hémoglobine glyquée *trop parfait* étaient mes récompenses : j'y étais enfin. J'avais travaillé dur pour y arriver, je l'avais fait et je m'en félicitais très sincèrement.

Petit à petit, alors que j'étais confortablement installée dans ma victoire, j'ai commencé à me lasser de ma relation stérile avec la normalité, qui marchait à mes côtés depuis un bon moment maintenant. Il faut croire qu'on se lasse de tout, qu'on ne peut pas s'empêcher de rêver d'autre chose une fois nos objectifs atteints. Je ne voulais rien lâcher, mais j'étais prête à ajouter un peu de challenge à ma routine ; c'est là que, des années après les *mercredis crêpes*, j'ai introduit les *mercredis raviolis*. Ce jour-là, j'avais l'après-midi pour moi et rentrais de la fac chez mes parents aux alentours de midi, ce qui m'obligeait à y manger avant d'entamer mes longues sessions de travail et de révisions. Je ne sais plus vraiment pourquoi ni comment mais, à cette époque, je fantasmais sur les raviolis au fromage. Au stade où j'en étais, ils représentaient bien sûr l'interdit et l'excès par excellence, mais j'avais décidé d'utiliser mon joker. Plus qu'un besoin de lâcher prise, je crois que c'était surtout une expérience que je voulais faire : j'avais envie de provoquer la maladie, voir comment elle réagirait si je mangeais des féculents, si ça pouvait fonctionner dans mon corps. Au fond, j'avais encore terriblement envie d'y croire. Ce que je ressentais était toujours incroyablement compliqué : l'envie et l'excitation m'accompagnaient jusqu'au repas, avant d'être balayées par la peur, l'appréhension, le regret et la culpabilité. Pendant la digestion, je guettais l'hyperglycémie, incapable de me concentrer sur mes cours, figée d'angoisse en attendant l'heure du test : la dose d'insuline que je devais faire pour ces satanés raviolis était beaucoup plus importante que d'habitude, et je me lançais en terrain inconnu avec la quasi-certitude de me tromper dans mes calculs.

Malheureusement pour moi, je me suis effectivement jetée dans les bras de l'hyperglycémie à chaque fois que j'ai essayé de relever le challenge. Mes taux étaient fermés à la négociation : c'était comme s'ils me disaient que je devais choisir entre la cible et une alimentation normale, que je ne pouvais pas avoir le beurre et l'argent du beurre. Ils me confortaient dans cette idée insupportable de devoir faire des choix et des sacrifices pour garder l'équilibre et survivre. Ils se moquaient de moi, me ricanaient au nez. C'était un fait : j'avais tellement déshabitué mon corps aux sucres lents présents dans les féculents que l'insuline peinait à les réguler dans mon sang ; je me retrouvais donc tout le temps au-dessus de la cible. Ça me rendait complètement folle, malade de frustration et de tristesse. Il n'y avait rien à faire : la maladie restait fièrement enlisée dans sa cruauté et dans son insensibilité, et mon corps, solidaire avec elle, continuait à me contredire. Ils me décevaient tellement tous les deux.

Ces mercredis raviolis se finissaient donc systématiquement mal ; l'échec m'humiliait et chatouillait la colère que j'avais beaucoup de mal à apaiser en moi. J'avais tellement envie d'avoir le droit de manger comme tout le monde. D'avoir un corps qui marche normalement. Parce que les chiffres me décourageaient, je restais bloquée à l'intérieur de la haine que j'avais développée contre mon diabète, certaine qu'il m'obligerait à vivre dans la privation et dans la restriction pour lui faire plaisir, pour toujours. J'avais cherché une issue de secours dans un élan de rébellion mais c'était peine perdue, j'étais bel et bien prisonnière.

Sans repères

Totalement aveuglée par mes nouveaux principes, j'ai donc perdu la notion du vrai, du juste et du bon. J'ai oublié ce que voulait dire bien manger, manger assez, manger sans culpabiliser. Sans calculer. Les rares fois où j'acceptais de partager ma pause déjeuner avec mes camarades à la fac, je ne pouvais pas m'empêcher de les observer du coin de l'œil, à la fois fascinée et écœurée. Je me demandais s'ils avaient conscience de la quantité de sucres lents qui se cachait dans le pain qu'ils mangeaient, et s'ils pensaient comme moi à leur poids. Si c'était largement trop pour mon corps, alors pourquoi pas pour les leurs ? Et si au contraire c'était normal de manger comme ça, si c'était moi qui étais à côté de la plaque ? Derrière ces interrogations se cachait évidemment l'envie : j'étais complètement jalouse de cette liberté qu'ils n'avaient même pas conscience d'avoir. J'avais tellement faim que la simple vue de leurs sandwiches accentuait mon supplice. Le sentiment d'injustice me rattrapait toujours à ce moment-là : je ne pouvais pas m'empêcher de me demander pourquoi j'étais la seule à être punie, la seule qui ne peut pas, qui n'a pas le droit. Je m'imaginais en secret tout envoyer balader et troquer ma salade contre un sandwich, jusqu'à ce que mes convictions malsaines me sortent de l'utopie et que je me souvienne que c'était impossible. Je ne pouvais pas craquer, parce que j'allais prendre du poids, faire des hyperglycémies et je m'en mordrai les doigts pendant des heures. Le mieux à faire, c'était toujours de regarder le sandwich : ça au moins, ça n'avait pas d'impact sur les chiffres.

Les repas de famille me posaient un problème gigantesque : je devais m'adapter et manger comme tout le monde, comme quelqu'un de normal, et je n'aimais pas du tout ça. Les lendemains de repas festifs et gourmands étaient horriblement difficiles : je rêvais dans ces moments-là qu'on m'arrache la peau, qu'on vienne débarrasser mon sang de tout ce sucre qui débordait, m'empoisonnait, et qu'on aspire la graisse en laquelle il s'était transformé. L'accablement aspirait tout, jusqu'à mon envie de vivre ; j'aurais tout donné pour être quelqu'un d'autre, pour exister à l'intérieur d'une autre enveloppe corporelle. Le sentiment d'échec était si puissant qu'il démolissait toute l'estime que j'avais pour moi. Avec tout le mépris du monde et en secret, je me traitais de *grosse vache*, me reprochais d'avoir trop mangé, me persuadais d'avoir mérité l'hyperglycémie. Je ne me sentais plus du tout chez moi dans ce corps et j'avais l'impression morbide de le voir se transformer pour de vrai quand j'estimais manger trop ou que mes taux étaient trop élevés. La peur et l'angoisse mutaient jusqu'à ce qu'elles se fixent sur la perspective de mon avenir incertain : jusqu'à quel point l'hyperglycémie me nuirait-elle ? Où et comment m'attaquerait-elle ? Alors que j'étais concentrée sur ces questions qui tournaient dans ma tête, je ne voyais rien du reste : la beauté des moments simples de la vie me passait sous le nez, impossible pour moi de profiter.

Au bout de quelques mois, l'alarme sonnait si fort à l'intérieur que j'ai enfin fini par l'entendre et admettre que j'avais complètement déraillé. Il fallait que tout s'arrête maintenant et à tout prix, que je puisse sortir de cette spirale destructrice avant que l'irréversible me prenne et m'achève. Il m'était devenu impossible de continuer à ignorer cet état de faiblesse générale, témoin incontestable de la victoire du diabète contre mon corps et ma tête réunis – et si c'était la victoire de ma tête sur mon corps et ma maladie ? En me réveillant au milieu des plaintes de mon corps, j'ai compris que je ne pouvais pas juste les entendre : il fallait que je les écoute pour de bon, que je considère leur message et que je les croie sur parole quand elles me disaient que je ne pourrais pas me permettre de m'affaiblir plus que ça. La solitude qui m'allait si bien savait autant que moi à quel point j'avais besoin d'aide, et qu'elle m'enfoncerait complètement si elle restait avec moi : seule, il me serait impossible de me relever.

Sans tarder, j'ai pris l'initiative d'aller voir la psychologue de la fac qui proposait des séances gratuites aux étudiants du campus. Je me souviens bien de cette dame et de ce regard plein d'empathie et de douceur avec lequel elle me regardait et qui trahissait toute la pitié qu'elle ressentait pour moi. Parce qu'il me renvoyait en pleine face l'immensité de ma détresse, je pouvais à peine le soutenir. C'est dans son bureau, réceptacle de toutes les larmes qui n'en pouvaient plus d'attendre de pouvoir sortir, que j'ai commencé à mettre des mots sur mes maux. Pour la première fois, quelqu'un analysait mon problème et me confrontait franchement à lui sans avoir peur de l'interpréter : en moins de deux, le diagnostic était posé ; j'étais victime de *troubles du comportement alimentaire*. C'était officiel. Ça existait, ça avait un nom, c'était répertorié. Impossible de faire comme si ce n'était pas réel.

J'ai vu cette spécialiste trois ou quatre fois, entre deux cours et toujours en cachette. Elle était au courant de ce que je vivais et c'était un vrai soulagement que de pouvoir lui parler, mais le poids que j'avais sur les épaules était toujours écrasant. Un soir, après les cours, j'ai senti ma déprime grandir et me suis dit qu'il fallait que j'en parle à mes parents, qu'on serait forcément plus forts à plusieurs. Il fallait absolument que ma mère sache d'abord. Il m'a fallu plusieurs tonnes de courage pour sauter le pas, mais j'étais décidée. C'est assise à côté d'elle dans la voiture, au milieu du parking de son entreprise et entre deux sanglots, que je lui ai raconté ce qui était en train de m'arriver. J'appréhendais tellement sa réaction que je m'étais joué la scène plusieurs fois, la boule au ventre. Je savais qu'elle allait tomber de haut, puisque ce problème qui avait beau être en partie physique était avant tout mental et qu'il ne se devinait pas sur mon visage. Je savais aussi qu'elle allait malheureusement s'approprier cet échec qui pourtant était le mien, et qu'instinctivement, elle allait encore se remettre en question, se déclarer responsable de ma dégringolade. J'étais sûre qu'elle se reprocherait de n'avoir rien vu et de n'avoir rien fait. Contrairement à mon père, ma mère n'est pas vraiment à l'aise avec la détresse psychologique : quand elle la rencontre, elle préfère tourner les talons et se terrer dans le silence, ou la confronter du mauvais côté avec les mauvaises armes. J'imagine que ça n'a pas dû être simple pour elle d'accepter que sa fille unique souffrît, qu'elle était prise au piège à l'intérieur d'elle-même.

Le fait de mettre mes parents dans la confidence m'a redonné un peu de l'oxygène dont je manquais. Aussitôt après avoir quitté le campus ma licence en poche, je passai deux-trois coups de fil et pris rendez-vous avec une deuxième psychologue, prête à m'investir à fond dans ce travail que je devais absolument faire sur moi-même. C'était une dame que j'adorais et que j'admirais pour la sagesse qui sortait de sa bouche à chaque fois qu'elle parlait : elle tapait toujours dans le mille et savait systématiquement quand et comment me confronter à mes propres contradictions et à mes erreurs de jugement. Certaines de ses réflexions m'ont profondément marquée : je me souviens un jour lui avoir expliqué qu'il était inconcevable pour moi de manger entre les repas (parce que je ne pouvais pas me permettre de risquer une hyperglycémie ou de prendre du poids), et que c'était une des raisons pour lesquelles je ne pouvais pas décaler l'heure de mon repas du soir, par peur d'avoir trop faim et d'être obligée de manger en dehors du repas pour tenir. C'est en réponse à ce discours qui la consternait qu'elle a évoqué pour la première fois la normalité, en appuyant son doigt très fort sur elle : il fallait que j'accepte que c'était normal et sain de manger en dehors des repas si le corps nous dit qu'il a faim ou quand les circonstances de la vie font qu'on ne peut pas manger à heures fixes. Pour finir, elle avait ajouté qu'il n'y avait absolument aucune raison de prendre du poids en le faisant, si on le fait intelligemment. À l'époque, bien sûr, il m'était insupportable d'entendre une telle chose ; je m'accrochais très fort à l'amalgame qui gâchait toujours ma vie et l'écoutais sans pouvoir admettre qu'elle avait raison, presque agacée par le fait qu'elle me contredise. C'est en me bouleversant et en me bousculant qu'elle a commencé à reformater la machine que j'étais.

Comme si ce travail que je faisais sur et contre moi n'était pas assez éprouvant, il fallait aussi que je gère le festival d'émotions qui secouait ma vie. J'aurais aimé que cette époque ne me donne que de bons moments à vivre, mais il faudra que je vive avec les cicatrices des deux grosses déceptions sentimentales qu'elle a décidé de me faire traverser en bonus. Depuis plusieurs années, j'avais la chance de vivre une relation fusionnelle et formidable avec une amie que je considérais comme mon double, jusqu'à ce qu'elle me démolisse et que je doive la supprimer de ma vie. Mon cœur s'est fissuré à ce moment-là, et je sais que le traumatisme survivra au temps. La première vraie relation amoureuse que je vivais en même temps s'est elle aussi terminée quelques mois plus tard, me laissant seule avec le souvenir de la passion et de l'amour qui avaient tenu bon malgré tout ce qui n'allait plus. En dépit des coups durs, c'est toujours avec nostalgie que je repense à ces années qui symboliseront à jamais un des temps les plus forts de ma vie. J'avais retrouvé les copains d'enfance que j'avais sacrifiés pour la danse des années plus tôt et les avais présentés à ceux plus récemment rencontrés sur ma route, et ensemble, on a vécu les meilleures soirées. Ces moments d'euphorie pure et dure me laissaient le temps et le privilège de me perdre, de m'oublier, de lâcher prise et m'amuser comme les autres ; c'était un moyen pour moi de rester connectée à eux et aux bonheurs simples de l'existence. J'allais légèrement - mais pas véritablement - mieux ; mes problèmes ne me brûlaient plus, mais le feu n'était toujours pas éteint.

RÉESSAYER : VERS LA RECONSTRUCTION ET LA RÉCONCILIATION

Le temps m'a aidée à comprendre que notre façon d'appréhender et de gérer nos problèmes évolue grâce à son passage.

Notre perception des choses change en fonction des événements et des leçons que la vie nous donne, qu'elles soient petites ou grandes. Rien n'est vraiment figé dans la vie, tout bouge tout le temps et c'est sûrement pour le mieux, vu le mal que cela nous fait de devoir stagner à l'intérieur des situations qui nous pèsent.

Je crois que c'est après avoir soufflé ma vingt-deuxième bougie que j'ai commencé à me sentir mieux. J'avais eu assez de temps pour explorer le fond du trou, je le connaissais par cœur et il ne m'intéressait vraiment plus ; j'avais vraiment envie de voir autre chose que la noirceur de ses méandres. Heureusement pour moi, le temps des changements était venu : c'était le moment de quitter le nid familial, de faire enfin rupture avec le petit cocon qui m'avait abritée depuis le début de ma vie. Le plus gros chamboulement était à venir, imminent : il attendait que je pose mes valises dans la capitale, bien caché dans les couloirs de l'école que j'avais choisie pour la suite de mes écoles supérieures. Il s'appelait Marcus. Je m'attendais à tout sauf à craquer pour ses mini dreadlocks et son pull jaune, mais les sensations dans mon ventre à son approche et à chacun de ses regards m'ont vite fait comprendre qu'il se passait quelque chose de fort et d'inévitable dans mon cœur. Sa rencontre représentait tout ce que je méprisais encore à l'époque : c'était l'imprévu, la surprise, l'inconnu par excellence. Et pourtant, c'était loin d'être tout. Magnifique et électrisant, c'était surtout ça. Les débuts de notre histoire d'amour ont été le plus grand challenge de ma petite vie : ma crainte morbide de ne pas être à la hauteur pour lui et pour nous deux a même failli nous séparer au bout de quelques semaines de relation. J'avais tellement peur : peur de me concentrer sur autre chose que sur ma maladie, de détourner le regard que j'avais fixé sur elle pour pouvoir accorder de l'attention à cet autre, peur d'être forcée à vivre différemment à cause de lui… Je n'avais aucune idée de comment introduire l'être aimé à l'intérieur de cette relation indestructible et exclusive que j'avais avec mon diabète, et je n'étais pas sûre d'avoir envie de le faire non plus, au début. Est-ce que ma maladie devait me partager avec cette personne avec qui j'avais envie de vivre une histoire ou était-ce plutôt à cette personne de s'adapter tant bien que mal à nous ? Comment lui expliquer ce que je vivais, ce que la maladie représentait et quelle place elle prenait dans ma vie, comment lui faire prendre conscience de tout ce que je devais faire depuis toutes ces années pour survivre ? Quel regard porterait-il sur ma maladie et sur moi, quel jugement ?

La simple perspective d'avouer à Marcus que j'étais diabétique m'a rendue tellement malade que j'ai mis plusieurs semaines avant d'en être capable, malgré les nombreux restaurants, verres et apéros qu'on avait déjà partagés tous les deux. Je me cachais, m'éclipsais aux toilettes pour me contrôler et me soigner le plus vite possible. Même si je restais chez lui jusque tard le soir, je trouvais toujours des excuses pour rentrer chez moi. J'avais besoin de dormir seule dans mon lit, de retrouver le confort et la sécurité que la solitude m'offrait, de me retrouver en toute intimité avec mon secret. « Je suis diabétique. » C'étaient trois mots ridicules, mais trois mots qui restaient coincés et mouraient au fond de ma gorge à chaque fois que j'identifiais une opportunité pour lui confier mon secret. Je n'y arrivais pas. Sans parler de honte, je crois que j'étais juste horrifiée à l'idée que Marcus puisse lui-même avoir peur de ce que ces trois petits mots voulaient dire. Je redoutais qu'il ne se sente pas prêt à relever le défi de vivre avec quelqu'un comme moi, que l'exercice lui semble trop compliqué, trop moche, trop terne, trop éloigné de tout ce qu'il s'était imaginé vivre avec moi, qui m'étais toujours montrée sous mon meilleur jour. J'avais peur que ce « je suis diabétique » choquant et glacial casse instantanément et pour toujours la beauté de ce qu'on avait commencé à mettre en place ensemble, peur que le nuage noir de la maladie obscurcisse le ciel du joli monde dans lequel on se sentait si bien tous les deux. L'idée de devoir fracasser l'image de moi que j'avais mis tant d'efforts à créer et promouvoir me tétanisait. Quelle ironie !

Moi qui vivais pour et à travers ma maladie, j'avais voulu cacher son existence, comme si c'était la dernière chose à pouvoir me définir, comme si j'étais aussi normale que ce garçon que j'aimais. Le diabète était le seul point qu'on n'avait pas en commun, la bête noire, l'intrus. L'indésirable. Le seul à pouvoir nous tenir à distance, voire nous désunir.

J'ai eu un mal fou à imaginer Marcus au milieu de la relation triangulaire que j'avais avec ma maladie et mon corps, mais j'ai fini par lui faire de la place et il n'y a rien dont je sois plus fière aujourd'hui ; il m'a libérée et m'a sauvée. La jeune femme extrêmement rigoureuse, résignée, si fièrement installée sur ses postulats qui ne faisaient sens que pour elle, s'est petit à petit retrouvée obligée d'admettre qu'il existait autour d'elle d'autres vies, d'autres avis et manières de vivre. Quand Marcus est arrivé, il a commencé à massacrer ce schéma robotique et ces grands principes de vie que je m'étais construits et qui me rassuraient ; il ne le savait pas, mais moi je le sentais tout à fait clairement. Dès nos premiers pas ensemble, j'ai commencé à me remettre en question : c'était douloureux et cela me demandait des efforts surhumains, mais puisque mon mode de vie aseptisé et stérile ne fonctionnait bien que dans le cadre de mon quotidien de grande solitaire, il fallait que je revoie tout. La vie est bien faite. Il fallait qu'elle me donne une leçon, et elle l'a fait en déposant sur ma route quelqu'un dont la raison et le bon sens étaient assez forts pour fracasser mes délires et tordre le cou à mes égarements. Marcus était tout ce que je n'étais pas : il vivait sa vie sans retenue alors que j'essayais de survivre à la mienne, était tourné vers les autres alors que j'étais repliée sur moi-même, hors d'atteinte, coincée avec mes démons. Face aux imprévus et aux propositions, il tendait les bras, toujours prêt à saisir les opportunités, alors que je les regardais avec froideur et contrariété. Il assumait tout ce qu'il mangeait et tout ce qu'il buvait pendant que je mesurais tout en m'imposant des règles ridiculement sévères, selon des calculs qui l'étaient encore plus. C'est le face-à-face entre nous deux, la confrontation avec sa définition de la normalité et la découverte de son *lifestyle* tranché qui m'a permis de prendre conscience de la rigidité qui me suivait encore partout où j'allais.

Mieux vaut tard que jamais pour comprendre que la vie ne peut pas se résumer à un problème de santé, à la nourriture, au poids, aux taux. Mon couple m'a aidée à réaliser qu'il fallait à tout prix que je vive pour tout le reste, pour tout ce qui va bien, tout ce qui fonctionne et qui donne des raisons de se lever le matin. Sans jamais l'ignorer ou le négliger, je me suis petit à petit mise à surveiller mon handicap pour qu'il reste dans sa propre boîte, celle sur laquelle on peut lire « problème de santé ». Je ne voulais plus le laisser en sortir, j'en avais plus qu'assez de le voir contaminer toutes les autres boîtes de ma vie, même si je savais que c'était plus fort que lui et qu'il essayerait toujours d'échapper à ma vigilance pour aller se déverser partout.

Avec le temps, j'ai fini par ne plus vouloir accepter que la maladie prenne le dessus et empoisonne toutes les situations que la vie me proposait de vivre ; j'ai remis en question toute l'importance que je lui avais donnée jusque-là en prenant conscience que ça avait toujours été trop. Un jour, cette psychologue que je voyais et dont je vous parlais plus haut m'a dit qu'il n'y avait pas d'équilibre dans l'extrême. C'est une phrase à laquelle je pense souvent. Je l'ai toujours adorée pour la justesse et le bon sens qu'elle inspire ; je ne me suis jamais bien sentie dans le *vraiment pas assez*, ni dans le *beaucoup trop*. Dans les moments durs et les instants de doute qui m'ont souvent rendu visite à cette période, je me suis mise à fermer les yeux et à repenser très fort à la voix de cette dame qui me disait que la seule façon de vivre normalement était de trouver l'équilibre, le bon, celui qui fonctionne pour soi. Cette pensée m'a encouragée à déverrouiller et réduire ce zoom qui, pendant si longtemps, m'avait montré ma maladie en gros plan en me faisant croire que rien d'autre ne comptait. Je crois que c'est là que je me suis sentie vraiment prête à changer mon fusil d'épaule, que j'ai commencé à considérer les pistes de réflexion et à mettre en pratique toutes les solutions que m'avait données ma psychologue quelques années en arrière. La vie m'avait transformée en funambule, en marathonienne, mais il ne tenait qu'à moi de tirer du bon de l'exercice et d'arrêter de subir.

J'étais partie récupérer l'humanité que j'avais abandonnée loin derrière. Pour commencer, je devais me réconcilier avec les habitudes alimentaires et sociales que partagent les personnes normales et vivantes. Tout doucement et au gré de mes envies, je me suis remise à manger du pain, des pâtes, des frites, des crêpes, des gâteaux au chocolat... du sucre sous toutes ses formes, lent et rapide. J'avais enfin rangé ma montre et décidé d'empêcher les aiguilles du temps de dicter ma vie plus longtemps : j'avais déjà assez de celles qui trouaient la peau de mes doigts et de mon ventre tous les jours. Il fallait que j'arrive à manger plus tard, plus tôt ou entre les repas si mon corps m'en témoignait le besoin, à vadrouiller à droite à gauche plus longtemps et plus souvent si les occasions se présentaient. Quand je me suis enfin décidée à faire tout ça, je l'ai d'abord très mal vécu. L'angoisse et la contrariété qui s'incrustaient dans toutes mes prises d'initiatives m'auraient rendue folle si je n'avais pas tout mis en œuvre pour relativiser, rester rationnelle et positive. J'en voulais vite à la terre entière quand mes efforts se soldaient sur des hyperglycémies ou des hypoglycémies coriaces, mais je m'accrochais à la raison et à la bienveillance pour ne pas qu'elles me laissent surmonter cela seule. Pour la première fois depuis une éternité, j'ai dit oui : oui à la tentation et à la gourmandise, oui aux sorties, oui aux autres. Il était grand temps de casser les barrières, de démonter les barrages et de rallumer la lumière sur toutes ces choses que j'avais écartées de ma vie. La maladie m'avait dit « la ferme » pendant longtemps et j'avais envie de lui répondre « cause toujours » en criant plus fort : je voulais qu'elle aille se faire voir, lui imposer une trêve, de l'espace pour vivre.

« C'EST LA VOLONTÉ QUI CRÉERA L'HARMONIE INTÉRIEURE DE VOTRE ÂME. »

Aristide Quillet

PARTIE 3

POUR NE PAS PERDRE LE FIL

Je ne sais pas encore quand j'atteindrai pour de bon la paix intérieure, mais je peux vous assurer que j'avance en regardant droit devant moi, là où mes objectifs m'attendent. Même si la distance qui me sépare d'eux m'oblige à tenir le rythme, je sais que chaque pas que je pose m'éloigne un peu plus de cette souffrance qui m'a bousillée. Le temps qui passe et les différents aspects de mon parcours m'aident à renouer avec toutes les choses qu'elle m'a volées, de mon amour propre à ma rage de vivre en passant par ma joie et ma spontanéité. Maintenant que je vous ai raconté l'histoire de mes premières années avec le diabète et avant de vous en dévoiler plus sur la relation que j'ai avec lui aujourd'hui, je vais vous donner plus de concret sur les trois choses qui m'aident le plus à garder le rythme de cette course effrénée, à rester sur le chemin de l'acceptable sans en dévier trop souvent.

MON TRAITEMENT

Comme tous mes compagnons sur le front, j'ai plusieurs noms de code. DT1 (diabétique de type 1) et DID (diabétique insulinodépendant) sont les plus communs. Ce que disent grosso modo ces termes, c'est que je suis obligée de m'injecter manuellement l'hormone que mon pancréas ne peut plus fabriquer tout seul, la précieuse et vitale insuline. Pour m'aider à le faire, je compte toujours sur les mêmes stylos injecteurs qui m'ont sauvé la vie il y a quinze ans : je les ai toujours « aimés » pour leur discrétion, même si les avantages de la pompe à insuline commencent sérieusement à me faire de l'œil. Je sais qu'un jour viendra où l'argument de l'efficacité écrasera celui du confort et où je sauterai le pas, comme beaucoup d'autres l'ont fait avant moi...

Le plus rapide de mes deux meilleurs amis s'appelle donc *Humalog Junior* ; à chaque fois que je porte quelque chose à ma bouche, je le diffuse dans mon sang pour qu'il y détruise l'excès de sucre le plus vite possible. *Tresiba*, le deuxième, est ce que j'appelle mon pilier : j'ai besoin de lui chaque soir à heure fixe. La guerre qu'il mène au sucre est beaucoup plus lente et plus longue (elle dure vingt-quatre heures), mais c'est la plus importante, dans le sens où elle m'aide à ne pas trop m'éloigner de la cible. Pour aller avec Tresiba et Humalog, j'utilise le plus petit format d'aiguilles jetables : leurs 4 millimètres m'évitent d'avoir trop mal au moment des piqûres. Si vous faites une recherche sur Internet, vous verrez qu'on associe souvent les stylos avec le mot « confort ». Le fait que ce soit confortable de se piquer le ventre plusieurs fois par jour est largement discutable, mais pour moi, la manipulation est si fréquente et si routinière que je la réalise machinalement ; c'est un rituel, quelque chose qui fait partie intégrante de mon quotidien. Si on part du principe que je me pique en moyenne cinq fois par jour, alors j'en suis à peu près à 30 000 injections. À vrai dire, je n'imagine même plus ma vie sans cette étape.

En ce qui concerne mes besoins en insuline à proprement parler, c'est extrêmement variable ; tout dépend de plein de choses, à commencer par la teneur en glucides de mes repas et de mon activité physique, mais aussi de mes humeurs et de ma forme, comme je vous l'expliquerai plus loin. Le matin et le midi, on peut dire qu'ils tournent autour de 4 UI (unités d'insuline). Le soir, ils peuvent aller de 5 à 10 UI, parfois plus en cas de gros repas. Quand le redoutable phénomène de l'aube – que je présenterai aussi plus loin – s'invite dans mes nuits et s'amuse à faire remonter mon taux, je suis même obligée de me réveiller et d'appeler Humalog Junior au secours pour qu'il m'aide à anéantir le pic avec une nouvelle dose d'insuline rapide. Jusqu'à l'année dernière, je suis restée fidèle au lecteur de glycémie *One Touch Vita* ; c'était mon acolyte, mon compère, mon bon vieux copain de galères. Je savais qu'il était un peu *has been*, mais je l'aimais vraiment bien. J'étais convaincue que je ne pourrais jamais trouver plus fiable et plus loyal que lui, jusqu'au jour où je suis finalement tombée sous le charme des nouvelles fonctionnalités du lecteur *FreeStyle Libre*, qui fonctionne grâce au capteur sous-cutané connecté au liquide interstitiel – entre les cellules et les capillaires sanguins – dont on m'avait tant parlé. Si vous me demandiez de faire le bilan, je vous parlerais tout de suite de l'immense bonheur que c'est de ne plus avoir à se piquer le bout du doigt pour contrôler le taux de sucre dans les gouttes de sang et de pouvoir voir s'il stagne, monte ou descend. Même s'il est très angoissant de voir la courbe de glycémie faire le yoyo, sortir de la fourchette idéale et dessiner des montagnes sur l'écran, il faut quand même avouer que c'est un luxe d'avoir autant de visibilité sur les variations du taux : ça aide à localiser la normalité sans problème et à courir plus vite pour pouvoir la rattraper.

MON ALIMENTATION

Quand j'étais petite, je mangeais tout à fait normalement. Les bonbons faisaient rarement partie du stock dans les placards, et les sodas et autres cochonneries sucrées ne me faisaient presque jamais de l'œil. À la maison, ma mère cuisinait tout le temps sain, varié et équilibré ; le diabète qui s'est invité dans nos vies à l'improviste nous a simplement incités à manger toujours plus de vert et jamais trop de féculents. Le fait que nous aimions manger correctement n'a jamais rien changé au fait que nous étions de vrais bons vivants : comme tout le monde, nous aimions craquer sur le gras et le sucre de temps en temps, et ça ne nous a jamais fait de mal.

C'est quand les troubles du comportement alimentaire m'ont retourné le cerveau, plus tard, que j'ai donc le plus régressé dans ma façon de me nourrir : j'avais presque oublié le goût des pâtes à la sauce tomate et du riz à la crème que j'aimais tant gamine, puisque je ne jurais plus que par les légumes et les protéines animales (que je consommais encore à l'époque). Le moment des retrouvailles avec ces saveurs oubliées n'en était pas vraiment un, je parlerais plutôt et carrément de redécouverte.

Le jour où je me suis installée à Paris avec Marcus des années après, j'ai écrit les premières lignes d'un nouveau chapitre dans ma relation avec l'alimentation. Encore très sévère avec moi-même à cette époque-là, je me suis servie de ce *boost* dans ma vie sociale pour banaliser et dédiaboliser tout ce que j'avais pendant si longtemps cherché à esquiver : c'est là que les pizzas, les burgers et les frites ont retrouvé une petite place dans ma vie, de même que les dîners et les apéros à l'extérieur, entre amis ou en amoureux.

Aujourd'hui, je peux presque enfin dire que je mange ce que je veux, quand je veux. Je ne saute pas de repas et j'écoute mon corps, même quand il me dit qu'il a faim à 16 heures. La vérité est que j'ai toujours adoré manger : c'est quelque chose qui me rend profondément heureuse même si, comme vous le savez maintenant, c'est loin d'avoir toujours été le cas. Le soir, j'adore me faire plaisir à la maison ou dehors : c'est mon moment préféré pour souffler, lâcher un peu le frein sur lequel je dois toujours garder la main pour ne pas me retrouver dans le mur. Je me laisse une marche de manœuvre plus large le soir, comme si j'avais besoin de compenser pour la rigueur dont je saupoudre toujours mes repas dans la journée. Bien sûr, je croise la culpabilité sur ma route de temps en temps, mais j'arrive à échapper aux bâtons qu'elle essaye de mettre dans les roues de plus en plus souvent.

Il y a maintenant presque trois ans, j'ai commencé à m'intéresser de près à la condition animale dans notre société actuelle. Je me suis éduquée, renseignée et ai passé beaucoup de temps à réfléchir, et réfléchir encore. En faisant enfin le lien entre les animaux, l'environnement et la santé, et après m'être confrontée à mes propres contradictions et à l'incohérence de mes choix en tant qu'être humain, j'ai pris la décision de devenir végétarienne, dans le but d'adopter plus tard un mode de vie végane. En juillet 2018, j'ai donc définitivement arrêté la viande puis, en mai 2019, le poisson et les œufs. À l'heure où j'écris ces lignes, 2020 s'achève et même si mon amour pour le fromage m'empêche de rompre, j'ai l'intention dans un futur proche d'arriver à exclure de mon régime alimentaire tous les produits animaux.

Ma première motivation concerne d'abord le respect de l'animal, de son bien-être et du droit fondamental qu'il a de vivre comme nous. En mettant en perspective mon rapport à lui, je me suis rendu compte que quelque chose clochait et que j'étais victime de dissonance cognitive : comment est-ce que je pouvais vénérer les chats et crier au scandale à chaque fois que j'entendais parler de cas de maltraitance, mais accepter le morceau d'agneau qu'on me servait chaque année à Pâques avec plaisir ? Maintenant que je connais les conditions de vie abominables et insupportables qu'on inflige aux animaux pour assurer la pérennité de l'industrie laitière et celle de la viande, et que je suis complètement incapable de supporter la déchirante réalité, j'ai choisi de ne plus encourager ces abominations. Ma deuxième motivation est liée à la santé : on sait maintenant que la consommation de produits carnés et laitiers favorise le développement des maladies modernes qui martyrisent tant notre génération[1]. Le premier problème du lait, c'est qu'il contient beaucoup de phosphore. Les apports en minéraux dont fait

1. Greenpeace, « La viande et les produits laitiers sont-ils bons pour notre santé ? », https://www.greenpeace.fr/viande-produits-laitiers-bons-sante.

partie le phosphore doivent être constants et égaux dans notre corps pour que nos os, nos dents, notre système nerveux et nos muscles fonctionnent correctement ; malheureusement, avec une diète à base de produits d'origine animale, on consomme beaucoup trop de phosphore[2]. Le deuxième problème, c'est l'insuline bovine qui compose le lait. Lors de la digestion, la paroi intestinale n'arrive pas toujours à faire la distinction entre l'insuline humaine et l'insuline animale et laisse donc passer les deux ; nos anticorps les confondent et les exterminent sans faire de distinction quand elles arrivent dans l'organisme, ce qui fait que l'insuline humaine n'a plus la capacité d'agir comme elle le devrait et que les chances pour un jeune présentant déjà un risque génétique de développer un DT1 augmentent[3, 4, 5]. Savoir que ce phénomène est potentiellement responsable de la maladie que je supporte depuis quinze ans m'encourage d'autant plus à ne plus y toucher.

Ma troisième et dernière motivation, évidemment, concerne la santé de la planète et

2. Manger vivant, « Les produits laitiers, bons ou mauvais pour la santé ? », https://www.mangervivant.fr/les-produits-laitiers-bon-ou-mauvais-pour-la-sante. Voir aussi, Olive et Coconut, « Une meilleure santé sans produits laitiers », https://oliveetcoconut.com/meilleure-sante-sans-produits-laitiers-partie-1.
3. K. Dahl-Jørgensen, *et al.*, « Relationship Between Cows' Milk Consumption and Incidence of IDDM in Childhood », *Diabetes Care*, 14/11/1991, https://pubmed.ncbi.nlm.nih.gov/1797491.
4. Scott Gottlieb, « Early Exposure to Cows' Milk Raises Risk of Diabetes in High Risk Children », *British Medical Journal*, 28/11/2000.
5. J. S. J. Chia, *et al.*, « A1 Beta-casein Milk Protein and Other Environmental Pre-disposing Factors for Type 1 Diabetes », *Nutrition & Diabetes*, 07/05/17.

tous les problèmes environnementaux qui l'affaiblissent et qui sont directement liés à la consommation de produits d'origine animale. Avant de clore ce sujet qui mériterait qu'on lui consacre un livre entier, je veux absolument préciser qu'il serait fou de penser que les régimes végétariens et végétaliens forcent à se restreindre et se priver ; même s'ils peuvent être difficiles à mettre en place et à entretenir, ils sont surtout variés et hyper gourmands. Aujourd'hui, je mange plus que jamais, mais je mange bien mieux !

LE SPORT

Dans la petite boîte à outils qui me sert à gérer au mieux mon diabète, le sport occupe aujourd'hui l'une des plus grandes places. L'exercice cardio aide à faire baisser le taux de glycémie et à le maintenir dans la cible pendant l'effort et même plusieurs heures après ; il peut être tellement efficace qu'on parle souvent de lui comme d'une insuline de substitution. Pour aider mon corps à se battre contre le sucre, je fais entre 40 et 50 minutes de sport (*running*, renforcement musculaire et *training* cardio en tout genre) en moyenne deux à trois fois par semaine, le matin dans l'idéal. Je le fais toujours quand j'en ai envie et jamais parce que je dois le faire ; la dernière chose dont j'ai besoin serait de m'infliger une pression supplémentaire, de tomber dans l'obsession une deuxième fois. Quand je culpabilise par rapport à un repas trop copieux et que je me sens mal dans mon corps, le *running* m'aide à éliminer tout ce que j'estime être de trop et m'apaise d'un coup, c'est un exutoire en béton, une échappatoire, un adjuvant dont j'ai absolument besoin. Parce qu'il m'aide à rester dans le vert, le sport me décharge d'une partie de l'angoisse qui me colle toujours aux baskets. Je croise toujours un tas de sentiments positifs sur ma route quand je cours, dont celui du pouvoir, de la force, de la fierté et de l'émancipation. Pendant mes sessions, j'ai le contrôle total, je sais que je me fais du bien et je me sens bien grâce à ça. Le sport, c'est un privilège, un moment juste pour moi, une occasion unique de regarder mes malheurs se casser la figure et de les laisser choir là, loin derrière moi.

Quand je peux glisser une séance de yoga ou de méditation en complément de tout ça, je le fais avec un immense plaisir. Ces moments me permettent d'offrir une vraie trêve à mon corps et à ma tête, de les réconcilier, de les cajoler et de leur permettre de se reposer un peu en travaillant notamment sur la respiration et l'étirement. Je prends garde à porter sur l'intérieur et sur l'extérieur de mon corps un regard plein d'indulgence, je lui parle avec beaucoup de paix et d'amour, en me rappelant la chance inestimable que j'ai de l'avoir malgré ses imperfections. Pendant trop longtemps, je l'ai privé de la reconnaissance et des encouragements qu'il aurait dû recevoir ; j'imagine que le temps est venu de me rattraper. Le corps qui vit et nous transporte d'un jour à l'autre est merveilleux et fascinant. Il est terrassant de force et de beauté : le yoga et la méditation me permettent de m'en souvenir et d'y réfléchir, et ça ne me fait jamais rien de moins qu'un bien fou.

**« LE RASSURANT DE L'ÉQUILIBRE,
C'EST QUE RIEN NE BOUGE.
LE VRAI DE L'ÉQUILIBRE,
C'EST QU'IL SUFFIT D'UN SOUFFLE
POUR FAIRE TOUT BOUGER. »**

Julien Gracq

PARTIE 4

INSTABLE

Qu'est-ce que je pourrais bien avoir à vous raconter d'autre, maintenant que je vous ai tout dit de ma dégringolade et de mon retour sur pieds timide mais encourageant ? Vous devez sûrement vous dire que le rideau va tomber sur ce *happy ending*, mais non, je vais vous garder avec moi encore un peu. La vérité, c'est que malgré les kilomètres parcourus depuis le tournant le plus sombre que j'aie traversé, le chemin reste par endroit impraticable. On forme un vieux couple, mon diabète et moi ; nos promenades quotidiennes nous baladent entre les hauts et les bas, en dent-de-scie ; nos rapports évoluent en oscillant entre la lumière et l'obscurité, et ce sera certainement le cas jusqu'à notre fin à tous les deux.

La vie n'est jamais toute blanche ou toute noire, et surtout pas pour une diabétique. Après avoir traîné un peu avec vous autour du blanc, il faut que je vous emmène voir du côté du noir. Il est temps que je pointe du doigt tous les obstacles qui se dressent sur le parcours du marathonien diabétique vers la normalité, vers l'équilibre glycémique. Ils sont invisibles pour les spectateurs autour, mais ils sont là, prêts à nous faire dévier de notre route et à nous envoyer dans les ronces. Cette partie est celle de la transparence et de la libération : c'est un hommage à mon imparfaite humanité, le moment où le masque tombe, où je me libère de tout ce qui me donne envie de m'arrêter net, de hurler, de pleurer, de me laisser tomber sur la route pour souffler, fermer les yeux et ne plus penser, le temps d'un instant, avant de reprendre le rythme.

Si vous êtes accompagnant et que vous ne vous rendez pas bien compte de ce qu'est le quotidien d'un DT1, c'est à votre esprit curieux et volontaire que je m'adresse en premier, pour vous aider à amoindrir la distance qui vous sépare de la personne que vous cherchez à soutenir, en vous donnant du factuel, des exemples et des anecdotes. La partie immergée de l'iceberg ne se laisse pas facilement voir, je vais donc essayer de vous la dessiner le plus clairement possible. Si vous faites partie des victimes comme moi et que votre guerre est la mienne, voyez dans ce chapitre un écho à ce que vous pouvez vivre vous-même, une dédicace chaleureuse, un clin d'œil, un message plein d'amour pour que vous vous souveniez toujours que vous n'êtes pas seul.

L'ATTIRAIL

Quand on est diabétique, on fait forcément partie des habitués de notre pharmacie de quartier : d'abord parce qu'on a besoin d'une tonne d'outils vitaux pour rester debout, et ensuite et surtout, parce qu'il faut les avoir sous la main à chaque étape du marathon. En premier, il nous faut évidemment *l'appareil électronique* qui lit les taux de glycémie. Le mien, c'est une partie de moi à part entière, je le considère un peu comme un organe, une extension de mon propre corps sans laquelle je ne pourrais pas vivre. Il existe plusieurs types de lecteurs de glycémie et un tas de modèles différents : on peut opter, comme moi, pour un lecteur scan (ou glucomètre) avec capteur flash à installer sur le bras, ou pour un appareil plus classique, qui mesure la glycémie grâce au sang du bout du doigt. Hormis les fonctionnalités et la modernité, la différence entre les deux est que le premier se base sur le *liquide interstitiel* pour la mesure des taux alors que le deuxième ne prend que des *mesures capillaires* (grâce au sang). Pour pouvoir utiliser un lecteur traditionnel, on insère une « cassette » ou des petites bandelettes jetables (en fonction du modèle du lecteur) à l'intérieur, sur lesquelles on vient déposer la goutte de sang qui sera analysée. Ceux qui utilisent encore ce système et doivent se piquer le bout du doigt se servent aussi de lancettes, sorte de petites aiguilles à clipser à l'intérieur de l'autopiqueur (et à changer à chaque utilisation) qui va de pair avec le lecteur. Ensuite, forcément, il y a le plus important : la substance miraculeuse et salvatrice, le Saint Graal : *l'insuline*. Il n'en existe pas moins de cinq types, de l'insuline rapide à la lente en passant par l'ultrarapide et la semi-lente ; certaines sont même des hybrides dérivées de la fusion entre deux de ces types. Les plus utilisées en règle générale sont la rapide et la lente : comme je l'expliquais, on doit s'administrer la première (bolus) à chaque repas pour limiter les pics de glycémie, et la deuxième (basale) tous les soirs – celle-là agit jusqu'au lendemain en stabilisant la glycémie tout le jour et la nuit. L'insuline peut se consommer sous forme de stylos-seringues avec des *aiguilles jetables*, comme ceux que j'utilise, ou bien par le biais d'une petite *pompe à insuline* externe qui fonctionne soit grâce à un dispositif complexe (boîtier, tubulure, aiguille, cathéter), soit grâce à un petit réservoir collé sur la peau (comme c'est le cas pour les pompes nouvelle génération, type Omnipod). En plus de tout cela, il nous est conseillé de toujours avoir en réserve un *kit de Glucagen* – la piqûre dans la fameuse boîte orange qui sauve la vie en cas de coma hypoglycémique –, des *bandelettes* à connecter au lecteur pour réaliser des *recherches d'acétone* si besoin – pour vérifier, en cas d'hyperglycémie posthypoglycémie que la présence de corps cétoniques dans les urines n'est pas trop importante –, et un *container* pour jeter les aiguilles usagées, à rapporter à la pharmacie dès qu'il est plein.

Je me passerais bien volontiers de tout ce bazar, mais puisque j'en ai besoin pour vivre, j'ai appris à l'aimer et à le bénir tous les jours. J'ai toujours eu beaucoup de reconnaissance pour les cerveaux fabuleux qui, à force de persévérance et de patience, nous permettent aujourd'hui de pouvoir utiliser toutes ces ressources précieuses. Chaque jour, je pense à la chance incroyable que j'ai d'être née et de vivre dans un pays qui me permet d'y avoir accès. L'être humain a tendance à vouloir toujours plus et toujours mieux, et je ne fais pas exception : comme beaucoup de malades, je rêve du jour où je n'aurai plus besoin de toutes ces choses pour aller bien. Notre connaissance de la maladie s'affine et les solutions s'optimisent avec le temps. Grâce à cela, j'ai bon espoir que les innovations à venir nous rapprochent de l'efficacité, en nous éloignant toujours plus de la *contrainte*. Et en parlant de contrainte…

La routine de soins du diabétique, c'est un peu comme la vie : il y a des jours avec et des jours sans. Le plus souvent, tout fonctionne bien, mais les erreurs de manipulation et les défaillances du matériel sont loin d'être rares ; le moindre incident technique peut nous en faire baver, physiquement comme psychologiquement.

Dans le top des situations les plus rageantes à vivre, j'accorde une place d'honneur aux tests de glycémie foirés. À l'époque où j'utilisais encore mon lecteur de glycémie capillaire, ce genre de tuiles m'est arrivé tellement de fois que j'ai fini par arrêter de compter. Monsieur OneTouch avait tendance à être sec et catégorique avec moi : il ne se gênait pas pour m'envoyer balader s'il décrétait que la goutte de sang était « trop petite », qu'elle s'était mal étalée sur la zone de recueil ou qu'une « erreur » était tout simplement survenue. À chaque fois, il me prévenait, mais sans jamais trop s'étendre sur le pourquoi du comment. Au-delà de m'obliger à me repiquer le bout du doigt pour refaire un test, ce qui me barbait déjà assez comme ça, il me faisait gaspiller une bandelette ou un tour de cassette – c'est ce qui m'exaspérait le plus, vu le prix que tout ça coûte et la vitesse à laquelle les stocks baissent dans l'armoire à pharmacie. Les jours où ça avait le malheur d'arriver plusieurs fois d'affilée, surtout dans des situations un peu compliquées, il fallait que je canalise ma colère et ma frustration pour éviter à ce cher glucomètre de finir éclaté contre le mur.

Quand j'ai décidé de passer au FreeStyle Libre en octobre 2019, j'étais vraiment soulagée à l'idée de ne plus avoir à revivre ce genre de coups durs. Ce que je n'avais vraiment pas vu venir, par contre, ce sont toutes les petites galères qui font partie du *full package* quand on saute le pas. Au moment de la pose du capteur, déjà, c'est quitte ou double : ça peut passer comme une lettre à la poste ou se solder par un échec cuisant. Pas mal d'influenceurs et d'utilisateurs ont posté des tutoriels vidéo là-dessus : les consignes sont claires et la manipulation est accessible à tous. Il faut retirer l'opercule du capteur, dévisser le bouchon de l'applicateur et emboîter les deux parties, désinfecter la zone réceptrice (l'arrière du bras), y placer l'applicateur et appuyer d'un coup sec pour que sa tige pénètre la peau et que les bords du capteur collent à la peau. Ce qu'on ne nous dit pas, par contre, c'est que même si l'arrière du bras est la meilleure zone pour recevoir le capteur, on n'est pas à l'abri de venir taper (involontairement, mais quand même) dans un vaisseau, et que le sang se mette à couler, imbiber le capteur et ressortir par le petit trou du milieu. C'est l'histoire de mes deux ou trois premières tentatives – triste sort pour les capteurs, qui se sont à chaque fois retrouvés arrachés de mon bras et jetés à la poubelle, sans même avoir eu la chance de faire leurs preuves. Plus tard, en discutant avec d'autres utilisateurs sur un groupe Facebook, j'ai appris que la goutte de sang pouvait en effet subvenir, mais qu'elle n'empêchait pas le capteur de fonctionner normalement – contrairement à ce que le service client du laboratoire m'avait dit. Quand je pense que ce foutu petit capteur a une durée de vie de 14 jours, qu'il coûte en moyenne 40 euros et qu'on a parfois un mal de chien à le trouver en pharmacie (distribution restreinte, stocks limités, réception fastidieuse), j'en ai encore les yeux qui piquent.

La pose en elle-même mise à part, la vie avec le capteur peut virer du rêve au cauchemar en deux secondes : on a beau pouvoir prendre sa douche, faire du sport et dormir avec lui sans qu'il se décolle d'un millimètre, il suffit de se prendre un battant de porte ou d'enlever un t-shirt un peu trop brutalement pour le rendre défaillant ou le retrouver par terre. J'ai vécu les deux, inutile de vous expliquer à quel point ce genre de choses sabre le moral, surtout qu'il faut ravaler ses larmes et trouver un plan B tout de suite.

Dans ce même top des pires trucs à vivre avec le matériel, il y a ces moments où l'aiguille passe mal. C'est toujours la surprise au moment des injections d'insuline : la plupart du temps, je ne les sens même pas, mais d'autres fois la douleur est si aiguë qu'elle me plie en deux. En bonus et en fonction de la vaine touchée, le sang peut se mettre à couler ; parfois les gouttes sont si grosses qu'elles ont du mal à s'arrêter et qu'elles finissent par tacher mes vêtements en séchant. Dans le cas où j'ai justement mal visé – ce que je ne peux jamais savoir à l'avance –, j'ai souvent la joie de me réveiller le lendemain matin avec une petite boule sous la peau et un gros bleu (qui peut virer au noir ou au jaune, au choix) particulièrement moche et douloureux.

Parce que la manipulation des stylos injecteurs en elle-même peut être délicate, je lui accorde aussi une place dans le top. Pour commencer, il y a certains réflexes à avoir, des trucs que les médecins ne mentionnent pas mais qu'on ne peut pas se permettre d'oublier quand on les manipule. L'amorçage d'un stylo tout neuf en est un : avec l'expérience, j'ai compris que si on ne faisait pas une ou deux injections dans le vide (dans l'évier ou dans les toilettes, par exemple) avant de se servir pour la première fois de la piqûre, absolument rien n'en sort. Je ne raconte pas la galère que c'est d'oublier cette étape, ou même pire, d'oublier si on n'a pas oublié cette étape quand on passe à un nouveau stylo. Dans un cas comme dans l'autre, on ne sait pas si on a donné de l'insuline à notre corps et si oui, en quelle quantité, ce qui veut dire qu'on doit s'attendre à un taux anormal – souvent trop haut – après coup et se tenir prêt pour une dose de rattrapage pour revenir dans la cible et retrouver l'équilibre.

Pour certains, lors des injections, l'angoisse peut monter à cause de tout petits riens. Je pense à cette minuscule et ridicule petite bulle d'air qui se balade tranquillement (et parfois en bande) d'une extrémité à l'autre du stylo : celle-là, je l'ai toujours profondément détestée. Pendant un moment, elle m'obsédait : je me souviens que je stressais au moment des piqûres, surtout quand le stylo était presque fini, parce que je me disais que si jamais elle passait dans l'aiguille et qu'elle arrivait dans mon sang, j'allais forcément faire une réaction et mourir dans d'atroces souffrances. Je me revois secouer le stylo dans tous les sens en tapant dessus pour essayer de tuer cette redoutable petite bulle et les copines qui l'accompagnaient parfois ; malgré mon acharnement, ça n'a jamais abouti à rien. Encore aujourd'hui, je me surprends à l'observer du coin de l'œil – inconsciemment, je prie toujours pour qu'elle ne finisse pas par avoir ma peau.

Sur la conservation des stylos, on ne peut pas se planter non plus. Ils doivent rester dans le réfrigérateur et être consommés trois mois maximum après qu'on les en sorte. Quand je suis arrivée à Toronto en 2014, où je devais rester plusieurs mois, j'ai eu le grand malheur de mettre l'insuline que j'avais ramenée de France dans la partie congélateur du réfrigérateur de mon hôte et m'en suis rendu compte plusieurs jours après, catastrophée. Ce qui m'a rendue folle, c'est que j'étais incapable de voir si l'insuline était vraiment congelée, même si elle devait forcément l'être ; après plusieurs coups de fil à différents laboratoires et quelques recherches sur Internet, j'ai compris qu'elle était inutilisable. Il a fallu que je trouve le courage de tout jeter à la poubelle pour en racheter sur place au prix fort – une demi-année de traitement gâchée bêtement… Je crois que je ne me pardonnerai jamais cette bourde.

Les conditions d'utilisation et la péremption des stylos sont des sujets hautement prise de tête : comme la conservation, ils font partie du groupe des casse-bonbons du diabète. Quelles seraient les conséquences de l'utilisation d'une insuline théoriquement périmée de quelques semaines ou quelques mois, même si elle n'a pas bougé du réfrigérateur ? Qu'est-ce qu'on fait quand on est à la plage et qu'on est obligé de laisser l'insuline au soleil sous une chaleur écrasante ? Est-ce qu'on peut utiliser un stylo neuf qu'on a sorti du réfrigérateur plus de trois mois en arrière ? Est-il important ou inutile d'attendre que le liquide du stylo qu'on vient de sortir du réfrigérateur refroidisse avant de s'en servir, et pourquoi ? J'ai eu l'occasion de poser ces questions plusieurs fois, mais les sons de cloches diffèrent, quand ils ne sont pas inaudibles, le mystère reste donc entier.

Le plus horrible et le plus grave qui puisse arriver avec les stylos, à mon humble avis, c'est de les *confondre*. Il suffit de quelques secondes d'inattention pour que tout bascule. Il y a quelques années, un soir – j'étais, comme par hasard, chez une amie et devais passer la nuit chez elle –, j'ai fait l'énorme bêtise de m'injecter ma dose d'insuline lente habituelle en utilisant le mauvais stylo, celui de l'insuline rapide. Comme la dose de lente est beaucoup plus conséquente pour moi que celle dont j'ai besoin en rapide à chaque repas, la situation est tout de suite devenue dangereuse, puisque je risquais de tomber dans un coma hypoglycémique très vite. En panique après m'en être rendu compte, j'ai appelé ma mère en lui demandant de venir me chercher le plus vite possible. Il a fallu qu'elle reste à côté de moi toute la nuit pour vérifier que j'étais toujours bien consciente et qu'elle me gave de boissons sucrées toutes les heures en contrôlant les variations de mon taux pour éviter la chute fatale. Un cauchemar éveillé.

Heureusement, ce style de mésaventures n'arrive pas tous les quatre matins ; le plus souvent, les galères du quotidien prennent la forme de petites choses pas bien méchantes : le lecteur de glycémie qui tombe par terre ou qui se déclare hors service quand il fait trop chaud ou trop froid, le capteur qui refuse qu'on le scanne, l'injection qu'on dose une unité en trop ou en moins sans faire exprès, la trousse qui s'ouvre et qui décharge tout son contenu dans les profondeurs du sac à main, les aiguilles qu'on oublie au moment de partir de la maison, celles qu'on n'arrive pas à visser sur le stylo, les injections qu'on foire parce qu'il fait trop sombre... je continue ?

LE COACHING MÉDICAL

Quand on est atteint d'une pathologie comme le diabète, notre endocrinologue n'est pas le seul à nous avoir dans le viseur. Même s'il reste notre premier interlocuteur et tuteur, il cache derrière lui une horde de médecins qui nous surveillent d'un œil attentif, chacun avec un angle différent et en se concentrant sur la partie du corps dont il est spécialiste. Carré au millimètre, le suivi médical nous balade de salle d'attente en salle d'attente, quand il ne nous entraîne pas dans les laboratoires d'analyses : si on n'est pas du genre à tout noter sur un agenda, il faut au moins pouvoir compter sur sa mémoire pour retenir tous les rendez-vous.

Étant dans la fleur de l'âge, il y a certains contrôles dont je peux encore me passer, comme ceux qui touchent aux pieds, au système cardiovasculaire ou neurologique. Ce qui compte pour l'instant, en plus des rendez-vous trimestriels chez le diabétologue, c'est ce qui se passe dans mon sang, dans mes reins et dans mes yeux. Quand j'utilisais encore mon lecteur de glycémie classique, il fallait que je me traîne jusqu'au laboratoire d'analyses une fois tous les trois mois pour faire la fameuse HbA1c ; ça avait beau être la seule manière de vérifier que je gérais bien la maladie, je ressortais toujours de là la nausée dans la gorge et les étoiles dans les yeux à cause du dégoût profond que m'inspiraient les prélèvements sanguins. C'était une telle hantise pour moi que j'en faisais des cauchemars toute la nuit. Maintenant que j'ai la chance d'avoir un lecteur qui enregistre tout et qui est capable de me sortir des statistiques fiables, je peux me payer le luxe de limiter mes visites au labo à deux par an pour cet examen. Pour le contrôle des urines, qui consiste à faire une recherche de *microalbuminurie* permettant de détecter et prévenir les premiers signes d'une insuffisance rénale, impossible par contre de sauter la case labo. J'y ai droit tous les ans.

Comme le diabète peut aller où il veut et qu'il peut faire mal partout, le passage chez l'ophtalmologue ne se négocie pas non plus. L'examen qu'on passe chez lui une fois par an et qu'on appelle *fond de l'œil* est tout sauf une partie de plaisir : le maître du jeu nous dilate les pupilles avec des gouttes jusqu'à ce qu'on ne voie plus rien, prend des photos de l'intérieur de nos yeux avec des flashs impressionnants et laisse le stress nous dévorer jusqu'au moment tant attendu où son verdict tombe, enfin.

Le temps est avec nous : il nous permet d'anticiper ces rendez-vous annuels et de les espacer les uns des autres si cela peut nous aider à nous sentir mieux. Ce qu'il n'a pas le pouvoir de faire, par contre, c'est de nous faire oublier tout le poids de ce suivi médical sur le mental. Je pense même qu'au contraire, il en rajoute. La récurrence infinie de ces rendez-vous médicaux fait qu'on a tout le temps d'y penser, que ce soit avant ou après y être allé ; on peut mille fois appréhender un diagnostic, redouter un résultat, réentendre des mots qu'on n'avait pas envie d'entendre ou stresser d'en entendre des plus durs plus tard. Il est difficile d'oublier toutes ces paires d'yeux qui nous observent, de tous les côtés, tout au long de notre parcours. On le sait : tôt ou tard, on devra subir les remontrances ou accueillir les encouragements du coach qui guette notre passage à son niveau. On sait qu'on devra rendre des comptes à tous ceux qui sont là pour nous juger : juger de notre implication, de notre réussite, de nos compétences d'équilibriste. C'est une vraie pression en plus.

Les médecins qui ne nous suivent pas directement peuvent aussi s'improviser coaches. Quand on vient les voir pour un problème de médecine générale qui n'a rien à voir avec l'endocrinologie, ils ne se privent pas pour nous arroser de conseils et de réflexions en nous rappelant qu'il est « très important d'avoir un diabète bien équilibré », comme si c'était quelque chose qu'on n'avait pas encore compris et qu'ils allaient révolutionner nos vies avec cette phrase. Au moindre pépin de santé dont on leur parle, ils nous remettent face à notre handicap et se servent de lui pour justifier qu'on doive faire – ou ne pas faire – ceci ou cela, redoubler de vigilance par rapport « aux autres ». Ce n'est peut-être absolument pas malveillant de leur part, n'empêche que c'est franchement pesant.

Évoquer cela m'oblige à revivre une des pires scènes de ma vie de diabétique. En octobre 2019, j'ai été hospitalisée quelques jours pour amortir une intervention chirurgicale dans un hôpital en Seine-Maritime, à côté de chez mes parents. L'enquête de satisfaction que j'ai rendue à la fin de mon séjour aurait pu faire plaisir au personnel, si seulement on ne m'avait pas autant emmerdée avec les repas. Je ne sais pas si c'est mon régime alimentaire végétarien qui les a rendus fous, mais ils n'ont rien trouvé de mieux pour me faire vriller en retour que de m'interdire de manger… du sucre. Le scandale a éclaté un matin, quand une infirmière est venue m'apporter un bol de café avec un morceau de pain et du beurre. Quand je lui ai dit que j'évitais le beurre et demandé très gentiment de bien vouloir me donner un peu de confiture à la place, elle m'a jeté un « non » sec et glacial en pleine face. Effarée, je lui ai demandé pourquoi, avant qu'elle m'explique que je ne pouvais pas avoir de confiture parce que j'étais diabétique – vu son ton, il était clair qu'elle brûlait d'envie de placer un grand « non mais enfin, c'est évident ! » en guise de point barre. Sur le coup, j'ai cru que c'était une blague, j'étais abasourdie, estomaquée par la violence de ses mots et par l'absurdité de la situation. Incapable de laisser passer ça, j'ai immédiatement répondu que c'était stupide et ridicule, que ce n'était pas parce qu'on était diabétique qu'on ne pouvait pas manger trois cuillères de confiture et que je savais mieux qu'elle et que tout le monde ce que mon corps pouvait supporter et comment gérer mon alimentation. Elle est restée catégorique : la politique de l'hôpital disait bien qu'il ne fallait pas donner de confiture aux diabétiques et que donc, elle ne le ferait pas. Il m'est difficile d'expliquer ce que j'ai ressenti alors : j'étais atterrée qu'on puisse encore dire à une diabétique qu'elle n'a « pas le droit » de manger ce qui lui fait envie, scotchée qu'on prétende savoir mieux qu'elle comment gérer ce corps qu'elle est pourtant la seule à habiter et à connaître, scandalisée par cette attitude archaïque, humiliante et blessante. Ma colère et ma consternation débordaient de tous mes pores à ce moment-là, je n'ai pas pu les empêcher de ressortir par mes yeux et de mouiller mes joues.

LES TCA : HÉRITAGE ET SÉQUELLES

En cherchant à modifier mon comportement face à l'alimentation et en mettant tout en œuvre pour ne plus qu'il délire et dérive, je crois que j'ai sacrément contrarié mon diabète. Les troubles du comportement alimentaire étaient ses bébés, c'est lui qui les avait fait naître, et le fait que je veuille les tuer ne l'a pas laissé insensible. Sa vengeance a été soigneusement pensée et préparée au fil du temps : puisque je lui avais montré que j'en avais marre de ne pas manger assez et comme je le voulais, il allait me pousser vers l'inverse pour que je voie ce que ça fait. Après avoir côtoyé la privation et la restriction, j'ai donc fait connaissance avec la gloutonnerie, cousine lointaine de la boulimie. J'incrimine la maladie pour ça, mais j'hésite encore : est-ce que ce retour du boomerang, cette vengeance, ne serait pas plutôt celle de mon corps ? Est-ce qu'il n'a pas cherché à me faire payer pour tout ce temps passé à l'avoir frustré et négligé ? C'est peut-être un peu des deux. Dans tous les cas, je n'ai pas mis longtemps avant de réaliser que les troubles du comportement alimentaire m'avaient laissé des séquelles, des pierres dans les poches. Je dois les supporter elles aussi, à chaque foulée de ma course vers la normalité. À chaque apéro ou dîner entre amis ou en famille, je me surprends à sauter sur la nourriture plus rapidement et plus souvent que tout le monde : c'est comme si mon corps essayait de rattraper tout le temps perdu en maximisant le plaisir, et que la maladie le regardait faire d'un œil narquois en attendant son tour de parole, le moment où elle pourrait dire ce qu'elle pense de mon comportement laxiste. Le plus souvent, elle s'exprime en faisant grimper ma courbe de glycémie en flèche. Moi qui ai toujours été de nature plus que raisonnable, je suis aujourd'hui incapable manger une chips ou une cacahuète sans en prendre quarante-neuf autres derrière ; ça me fait du bien, ça me fait plaisir et mes mains n'arrêtent de se balader sur la table que quand mon ventre dit à ma tête qu'il est complètement rassasié. C'est seulement quand je suis en groupe et que l'heure est à la fête et à la détente que la goinfrerie et la gourmandise s'invitent : c'est comme si j'avais envie de profiter à 100 % de ces délicieuses parenthèses sans laisser parler la maladie, sans même la voir. Heureusement que ces pulsions restent occasionnelles, parce que je n'ai absolument aucun contrôle sur elles.

LES AUTRES AUTOUR

Soutenir les regards

Si on pouvait se sortir de son insulino-dépendance et se soigner en mangeant des pilules, en se tartinant de pommade ou d'huiles essentielles comme on le fait quand on attrape froid ou qu'on est touché par un virus, je pense qu'on aurait beaucoup moins de chance de développer des angoisses et des complexes en société. Malheureusement, la trousse à pharmacie du DT1 n'est ni discrète ni commune : on ne tombe pas sur des gens qui se piquent le bout du doigt et qui se plantent des aiguilles dans le ventre ou dans les jambes à chaque coin de rue. C'est souvent mission impossible de passer inaperçu lorsque le moment vient de se contrôler ou de se soigner au milieu des autres, et je pense que pour la plupart des malades, l'idée même d'être exposé aux regards des gens est mortifiante. Beaucoup de gens ignorent tout de la routine de soin du diabétique, et on ne manque jamais de repérer leurs réactions quand ils se retrouvent spectateurs malgré eux : leurs regards et leurs attitudes les trahissent tout de suite. D'abord, il y a ceux qui remarquent, observent furtivement et se dépêchent de détourner les yeux pour se concentrer sur autre chose. Ceux-là transpirent souvent l'embarras et la confusion, mais on apprécie quand même leur politesse et leur délicatesse : le malaise a eu le temps de s'installer, mais on ne peut pas leur reprocher de faire comme s'ils n'avaient rien vu du tout. À côté de ces gens-là, il y a ceux qui n'arrivent absolument pas à cacher leur stupéfaction : ils font traîner leur regard lourd et insistant sur nous, comme s'ils étaient hypnotisés. Il m'est souvent difficile de comprendre et d'interpréter ce qu'ils ressentent : une forme de dégoût ou de peur ? De l'incompréhension ? De la curiosité mal placée ? C'est sans doute un mélange de tout ça, ils ne savent peut-être pas eux-mêmes ce qu'ils en pensent, à vrai dire.

Des regards de ce genre, j'en ai eu des tas à soutenir dans les transports en commun.

Le train qui me ramène chez mes parents à Rouen sera le premier à vous le confirmer. Quand il arrive à quai et que ses portes s'ouvrent, c'est toujours la même histoire : des gens partout et des places nulle part. Une fois posée sur un siège, je prends quelques minutes pour souffler, avant d'entamer une petite introspection pour voir si tout se passe bien à l'intérieur. Parfois, en faisant l'état des lieux, je me rends compte que je commence à manquer de sucre ou qu'au contraire, mon taux est sûrement trop haut et qu'il faudrait que je vérifie où j'en suis pour en avoir le cœur net. Des voyageurs sont assis tout autour de moi : directement à côté, à quelques mètres ou juste en face. Il y en a partout, devant, derrière, en diagonale... tout le monde me voit et peut me regarder, entre deux pages d'un livre ou en attendant qu'une application s'ouvre sur son téléphone. Dans ces moments, je sens qu'il faut que je sorte ma petite trousse à outils, mais je sais aussi que tous les regards sont prêts à me bondir dessus : mon voisin de gauche va tout de suite remarquer « la manip » et s'attarder sur ce que je fais, celui de droite va l'imiter, sans parler de celui qui me fait face et qui est sans doute le mieux placé de tous. Comment être la plus discrète, rapide et efficace possible dans cette configuration casse-tête ? Est-ce que je devrais me débrouiller comme je peux, en m'inclinant ou en me tournant d'une certaine manière ou en plaçant des objets (mon sac, mon manteau) entre le regard des autres et mes mains en plein travail pour essayer de ne pas attirer l'attention ? Ou est-ce qu'au contraire je ferais mieux de me réfugier dans les toilettes sales et puantes du wagon – quand elles ne sont pas carrément condamnées –, et essayer de faire ce que j'ai à faire malgré les mouvements secs du train qui me bourlinguent de tous les côtés ? Est-ce qu'il faut que je prenne toutes mes affaires avec moi même si je sais qu'elles vont m'encombrer et que je ne saurai pas quoi en faire, ou est-ce que je les laisse au risque de ne pas les retrouver ? Tant de calculs et de préparations pour une simple vérification, pour un banal ajustement qui ne demande en réalité que quelques secondes de mon temps...

C'est déjà délicat dans le train, dans le bus ou dans le métro, mais dans l'avion, on est un cran au-dessus sur l'échelle du stress. Imaginez-vous collé-serré à vos voisins de rangée avec à peine de quoi poser vos affaires autour de vous et quasiment aucune liberté de mouvement alors que le diabète vous rappelle à l'ordre, et pensez aux seules options qui s'offrent à vous dans ces moments-là et qui sont aussi décourageantes l'une que l'autre : soit vous choisissez de faire ce que vous avez besoin de faire tant bien que mal juste à côté des autres, soit vous décidez de déranger la personne à côté de vous pour vous lever – parce que, bien sûr, elle dort à tous les coups – pour aller vous enfermer dans des toilettes à peine plus grandes qu'un cercueil et risquer de louper votre injection car, évidemment, ici aussi, on n'est jamais à l'abri d'une petite turbulence...

En fait, ce sentiment d'oppression qui m'enrobe à chaque fois que je vadrouille est directement lié à l'embarrassante nécessité de soigner mon corps malade, d'afficher ma vulnérabilité, de partager sans en avoir envie ces manipulations intimes et personnelles avec les autres. Sortir ma trousse, l'ouvrir. Prendre mon lecteur, l'allumer, le passer discrètement sur le haut de mon bras pour scanner mon taux. Sortir le stylo d'insuline, prendre une aiguille, enlever l'opercule, la visser sur le stylo, placer le bouchon entre mes lèvres, au coin de ma bouche, pour ne surtout pas le perdre. Faire l'injection dans mon ventre, remettre le capuchon sur l'aiguille, la dévisser pour l'enlever du stylo, tout ranger, fermer ma trousse, la ranger. Ce ne sont que quelques secondes, mais ça suffit largement pour que la gêne se rende maître de moi et fasse battre mon cœur un peu plus vite. Ce rituel m'appartient, je suis la seule à le comprendre et à le maîtriser, et si c'était possible, je voudrais qu'il soit invisible aux yeux du monde.

Le diabète se fout royalement de mon malaise, il me force à résoudre ce genre de problèmes à chaque petit déjeuner, déjeuner, goûter, apéro ou dîner partagé avec d'autres. Si ces autres sont des proches, ils savent qui je suis sans mon masque de normalité et tout est plus simple ; ces gens-là m'offrent un lieu sûr, me donnent assez de leur amour et de leur tolérance pour que je me sente assez à l'aise pour *sortir ma drogue* devant eux. Ils ne nous connaissent pas très bien mais nous savent timides, mon diabète et moi, et font toujours tout ce qu'ils peuvent pour que l'angoisse et l'embarras ne puissent pas s'inviter à la fête. Avec ceux qui ne sont au courant de rien, par contre, tout est anticipation, calcul et dilemme : me soigner avant d'être à table ou plutôt après, en les quittant ? Si pendant, alors comment ? Face aux regards ou le plus loin possible ?

Dans les moments où mon courage me fait l'honneur de sa présence, j'essaye de changer d'attitude. C'est un peu comme si j'en avais ras le bol de m'écraser face à la maladie, comme si j'avais décidé de balayer d'un grand coup sec la couche d'embarras et de honte dont elle aime me recouvrir quand je suis entourée. Déguisée en fille bien dans sa peau, je me surprends parfois à lâcher des : « Bon, ça te dérange pas, les piqûres ? T'as pas peur, tu vas pas d'évanouir ? T'inquiète pas, j'en ai pour deux secondes. En plus, regarde, l'aiguille est toute petite » à mes partenaires d'apéro, comme si tout ça ne me touchait pas. J'ai compris grâce à ces efforts-là que, très ironiquement, c'est justement le fait de montrer aux autres que je suis à l'aise avec ma maladie et avec mon traitement, le fait de banaliser, de désacraliser l'acte de soin, qui parvient à les décontracter. En tuant dans l'œuf ce sentiment de gêne qui ne demande qu'à me torturer, je fracasse le tabou : il y a de l'humour et de la légèreté dans les ondes que j'envoie, et tout le monde peut passer à autre chose en un battement de cil. Si seulement j'arrivais à être forte comme ça à chaque fois...

Prendre ce que l'on nous donne

Ma relation avec mon diabète gonfle parfois tellement qu'elle finit par écrabouiller le reste de toute sa masse. La spontanéité et l'imprévu font partie de ce « reste » qui doit se battre pour s'incruster entre nous deux ; ma maladie a beaucoup de mal à leur faire confiance parce qu'elle sait qu'ils bouleversent facilement les glycémies. En fait, comme le diabète met son grappin sur tout et qu'il nous accompagne partout où on va, il faut penser à l'inclure dans nos projets et le caresser dans le sens du poil pour qu'il obtempère. On n'est jamais libre de faire ce qu'on veut sans lui, et quand on croit l'être, il revient vite nous remonter les bretelles. Toute action nécessite une réaction de notre part pour prendre soin de lui : quand l'estomac et l'exercice physique sont impliqués, c'est là que l'on doit être le plus attentif.

L'été dernier, en revenant de deux semaines de vacances en Turquie, j'ai voulu assouvir une envie en me faisant faire de longues tresses sur toute la tête avec des rajouts. C'était un rêve de gamine que j'avais besoin de réaliser. À peine rentrée à Paris ce jour-là, je passais la porte d'un salon de coiffure vers la gare de l'Est et confiais ma tête à un duo d'expertes en coiffures afro, prête à passer quatre heures les fesses vissées sur mon siège. Tout était vraiment parfait, jusqu'à ce que l'une de mes deux coiffeuses, en fin de journée, décide d'aller chercher des beignets africains à partager toutes ensemble en terminant mes tresses.

Au travail, par exemple, quand on me propose de manger ou de boire quelque chose (jus d'orange, pâtisseries…) à un pot de départ ou pendant une réunion, je dois réfléchir très vite en prenant en compte plusieurs paramètres : d'abord, est-ce que je peux me permettre d'accepter cette chose (vis-à-vis de mon taux à l'instant T), et est-ce que j'en ai envie ? Est-ce que si j'accueille cette proposition, je le fais avec plaisir (et donc je cède par gourmandise ou par envie), ou est-ce qu'au contraire elle crée un stress, génère une peur à l'intérieur de moi ? Est-ce que je me sens le courage de dévier de mon parcours volontairement, est-ce que j'aurai assez de force mentale pour assumer les conséquences de mon choix, affronter une potentielle hypoglycémie ou hyperglycémie, en sachant que l'une ou l'autre pourrait avoir un impact sur le reste de ma journée ?

Je me souviens bien de cet instant. Je revois cette gentille dame me tendre généreusement le sac de beignets en m'ordonnant, en me suppliant presque d'en prendre un, et je me souviens de la vague de stress qui m'a avalée en quelques secondes : refuser aurait été prendre le risque de la vexer ou la fâcher, lui donner l'occasion de me demander la raison de ce refus. Comme on aime se justifier en règle générale, j'aurais eu un choix à faire : inventer une excuse bidon mais suffisamment béton pour ne pas qu'on m'embête, ou jouer la carte de la sincérité et avouer mon problème à ces personnes que je ne connaissais pas et qui risquaient de rebondir sur cette confession avec des questions gênantes.

Ce jour-là, contrairement à d'habitude, j'ai accepté. J'ai mangé ce beignet sur un coup de tête, dans un élan d'émancipation, de rébellion presque assumée. Si je l'ai fait, c'est d'abord parce que je voulais faire plaisir et honneur à cette dame, mais aussi parce que j'en avais quand même un peu envie, au fond. Cette envie avait beau être sincère sur le coup, elle servait surtout de camouflage à l'inquiétude et à la peur des conséquences qui attendaient bien tranquillement leur tour pour me sauter à la figure : en mangeant j'ai pensé à ces quelques bouchées et ai deviné leur parcours, de ma bouche vers ma gorge, jusqu'à mon estomac. J'ai imaginé la graisse se transformer en sucre et senti ce sucre pénétrer mes veines, je l'ai vu contaminer ce sang circulant dans mon corps à la vitesse de la lumière, faire monter mon taux un peu plus chaque seconde. En visionnant l'ascension foudroyante de la courbe de ma glycémie sur mon lecteur, j'ai réfléchi à la dose d'insuline que j'allais devoir prendre pour démolir l'hyperglycémie. Que faudrait-il faire pour que tout se passe comme si j'avais répondu « non » ? Comme si ce beignet ne s'était jamais retrouvé dans mon ventre, comme si j'étais normale et que mon corps pouvait s'occuper tout seul et sans problème de filtrer le sucre qu'il reçoit ? Dans ces cas-là, le temps presse et ne nous attend pas ; j'ai saisi la première opportunité (au bout de quelques longues minutes, quand même) pour me lever, attraper ma trousse et m'éclipser aux toilettes pour faire mon injection.

Ce genre de situations se dresse de part et d'autre de mon *parcours du combattant* ; malheureusement, je ne peux pas toujours les contourner. À l'époque où les troubles du comportement alimentaire dictaient ma vie – et même encore un peu aujourd'hui –, je refusais systématiquement tout ce qu'on me proposait à boire ou à manger. Je répondais « non » instinctivement, froissée qu'on ose balancer cet imprévu sur mon chemin, presque blessée qu'on s'imagine que je l'inclurais au dernier moment dans mes plans. C'était un peu comme si je sprintais sur une ligne impeccable et que quelqu'un jetait des obstacles à mes pieds pour la casser, sans voir que je me tue chaque seconde de chaque minute à essayer de la maintenir droite. Je sais bien que les gens veulent seulement faire plaisir, mais en réalité, c'est parfois l'inverse : cette situation me replace bien en face de ma différence, des infidélités de ma chère normalité et me confronte à ce handicap qui est toujours là et qui, par essence, ne me laisse jamais le droit à l'erreur.

Répondre aux questions

Jusque-là, j'ai surtout parlé de ma manière d'accueillir les attitudes et les regards des gens. J'ai appuyé fort sur les silences en m'attardant sur le sentiment de gêne que je devine chez les autres lorsqu'ils sont face à moi, et évidemment, que je ressens quand je suis face à eux. Maintenant, il faut que je vous parle de ce sentiment qui m'encapuchonne lorsque la parole chasse le silence et que je me transforme en manuel du *Diabète pour les nuls* malgré moi. Alors que les gens les plus délicats gardent leurs questions pour eux quand ils comprennent que je suis malade, d'autres, plus spontanés, n'ont pas peur de les laisser sortir comme elles viennent. Ce serait mentir de dire que je n'aime pas qu'on s'intéresse à moi et à ma maladie – aider les autres à mieux nous comprendre ne m'a jamais posé problème dans le sens où, justement, ça m'a toujours apporté du réconfort et permis de me sentir un peu moins seule. Le mieux, c'est quand l'interlocuteur est réellement intrigué, que sa curiosité est saine et que l'on sent qu'il ne pose pas de jugement de valeur, parce qu'il maîtrise les bases du sujet. Dans ces cas-là, l'échange est souvent hyper intéressant et presque plus bénéfique pour nous que pour l'autre, puisqu'il nous donne l'occasion d'extérioriser tout ce que nous ne partageons que trop rarement. Le pire, par contre, c'est quand le niveau de connaissance de votre interlocuteur sur la maladie est inférieur à zéro et qu'en croyant bien faire, il se précipite sur nous, nous écrasant grossièrement avec les méchants raccourcis et les bons vieux préjugés qu'il a sous le bras : « Ah, mais du coup, t'as pas le droit de manger sucré ? », « Ah ouais t'es comme mon grand-père, lui aussi il se fait des piqûres dans les doigts », « T'as ça parce que tu manges trop de sucre ? », « Mais pourtant, t'es pas grosse ? », « L'insuline, c'est du sucre ? » Quand on en est là, autant dire qu'on n'est nulle part : il faut démolir les stéréotypes et repartir de zéro, reprendre les bases intelligemment, en trouvant les mots les plus justes, précis et clairs, sans prendre le risque de vexer ou froisser l'autre. Je n'en ai jamais voulu à personne de me faire ces réflexions ou de me poser ces questions, parce que je sais qu'elles sont totalement innocentes, sincères, et qu'elles ne me sont jamais jetées à la figure par moquerie ou par malice : la vérité, par contre, c'est que c'est souvent moi que ça propulse vers l'embarras. Évoquer ces idées reçues, ces préjugés et ces fausses croyances, cela revient malheureusement et inconsciemment à minimiser, à vulgariser, à déformer, à ridiculiser la maladie et le malade. Être confronté à tant d'ignorance, c'est se sentir incompris, étranger, différent, à mille lieues des autres et de la normalité qu'on voudrait tellement pouvoir garder près de soi.

Trouver sa place

Comme le disait Sartre : « L'enfer, c'est les autres. » Manque de bol, les autres sont absolument partout : ils traînent dans les cafés, les restaurants et les bistrots, flânent le long des trottoirs, dans les parcs ou dans les cinémas, se regroupent dans les salles de spectacles, fourmillent dans les musées et les magasins... Il est vraiment difficile de ne pas les voir, ces autres. Pour un DT1, l'enjeu est de trouver une place pour le boulet qu'il se traîne partout où il va et où les autres sont aussi. Prenons un exemple simple, au hasard : les verres partagés dans les bars entre copains, collègues ou connaissances. On se laisse confortablement porter par la beauté et par la simplicité de ce moment plein de joie, on se perd dans le fil des discussions, quand soudain le diabète qu'on avait discrètement rangé sous la table sort de sa cachette et nous tire le bas du pantalon :

pas le choix, il faut donner vite fait bien fait à cet importun ce dont il a besoin pour qu'il retourne sagement dans son coin.

Je me souviens de cette soirée, partagée à la terrasse chauffée d'un café branché du 5e arrondissement de Paris avec cinq de mes meilleurs amis, un soir de janvier 2019. On était tous les uns sur les autres, répartis autour de deux minuscules tables, emmitouflés dans nos doudounes et écharpes à rallonge, encombrés par nos sacs à main et emplettes de la journée. Ça grouillait partout autour de nous : devant, derrière, et même à l'intérieur du café, ça débordait de gens et de vie, ça sentait l'amour et le rire. On s'est tous rapidement mis à boire, et aussi vite, la table s'est retrouvée surchargée de tapas pour accompagner nos verres. Un moment parfait pour tous sauf bien sûr pour moi, rappelée à l'ordre par mes stylos d'insuline et gênée par le manque d'espace : comment préparer et faire les injections dont j'avais besoin alors que j'avais à peine la place de lever un bras et que la table comprimait mon ventre ? Mon embarras et moi on est resté ensemble un bon moment ce fameux soir, figés et gelés, et je me souviens que la flemme n'a pas mis longtemps à nous rejoindre : l'idée même de devoir me lever, déranger tout ce petit monde installé et devoir zigzaguer entre les gens pour aller m'isoler aux toilettes – après avoir poireauté dans la queue pendant de longues minutes – me fatiguait d'avance, mais l'option « rester assise », qui sous-entendait devoir enlever toutes mes couches de fringues et galérer avant de trouver un bout de peau où piquer, n'était pas franchement plus séduisante. Cet exemple fait partie des plus parlants, mais j'en ai un tas d'autres en stock.

Que ce soit dans les bars ou ailleurs, je souffre toujours de cette sensation de manque de place. Les moments où je sais et sens clairement qu'il faut que fasse un état des lieux ou une injection sont toujours délicats. C'est le sentiment d'oppression qui pèse le plus lourd : ma maladie me gêne. Je voudrais lui dire qu'elle n'a rien à faire ici, d'aller faire un tour pour voir si j'y suis, de me laisser profiter de l'instant comme je le mérite. Dans ce genre de situations, je me sens envahie, bloquée, condamnée par ce parasite qui agite son compte à rebours sous mes yeux en gâchant mon paysage ; j'ai l'impression que les gens peuvent le voir aussi nettement que le nez au milieu de mon visage, tellement il m'encombre. Déconcentrée, manipulée par l'impatience et le stress, je me déconnecte vite de mon environnement : les gens m'énervent parce qu'ils sont trop collants, trop proches de moi et de *l'épine dans mon pied*. C'est comme s'ils étaient prêts, eux aussi, à rentrer dans mon corps et polluer mes veines, comme s'ils voulaient saturer le peu d'air autour de moi. Quand vient *l'heure de la drogue*, l'idée de devoir tomber le masque de normalité que j'aime tant porter en groupe et d'exposer mon problème aux autres m'inspire une effusion de sentiments désagréables. J'ai du mal à être diabétique en société.

Défendre sa différence

Il y a beaucoup de choses qui m'échappent dans cette vie. Par exemple, je n'ai jamais trop compris pourquoi le métro de Paris boudait les personnes à mobilité réduite. Qu'est-ce qui peut expliquer qu'il y ait aussi peu d'aménagements pour elles dans les couloirs ? Quand j'y pense, je me dis que les gens en fauteuil roulant et les aveugles doivent être sacrément embêtés par la situation : moi aussi, j'ai parfois l'impression que certaines choses n'ont pas été pensées pour moi.

Parmi les choses que je trouve parfois incompatibles avec mon handicap, il y a les règles d'accès et autres codes de conduite des événements sociaux. Ces dernières années m'ont donné raison de penser que les agents de sécurité qui pilotent les entrées et les sorties lors des concerts ou des matchs pensent aussi rarement à moi qu'ils pensent comme moi. Vous connaissez cette fameuse règle d'or qui interdit d'entrer dans la salle de spectacle avec une boisson ou de la nourriture ? Comme je vous en parlais plus haut, il est vital pour un DT1 d'avoir quelque chose de sucré à portée de main sur lequel se jeter en cas de baisse de régime ; c'est pile pour cette raison que je fais du forcing à chaque fois, même si je sais que la recale me pend au nez. Au moment où le staff fouille mon sac, je sais qu'il finira par mettre la main sur la petite brique de jus de fruit grossièrement cachée à l'intérieur et qu'il se fera une joie de me rappeler que j'ai bravé l'interdit, juste avant de diriger son bras vers la poubelle dans un grand geste froid et sec. J'ai beau avoir vécu cela des tas de fois, je ne m'habituerai jamais à la manière dont ça se passe ; c'est comme si cette petite brique n'était rien d'autre qu'un caprice ou une gourmandise, qu'elle n'avait aucune importance, alors que c'est justement tout l'inverse. À chaque fois, je dois me battre contre l'exaspération et le manque de temps de ces gens qui me condamnent, leur expliquer que ce jus de fruit est la roue de secours que je dois garder pour ma sécurité : « Mais monsieur, c'est parce que je suis diabétique, je suis obligée, je n'ai pas le choix, c'est en cas d'hypoglycémie, si je fais un malaise, vous voulez voir mon ordonnance ? » Le plus triste dans tout ça, c'est quand notre interlocuteur n'a rien d'autre à nous donner en réponse que son manque de compassion et son intransigeance, nous laissant à notre indignation sur un : « C'est comme ça, c'est la règle. »

Il faut qu'on se mette d'accord avant de clore le sujet : les agents qui contrôlent les bagages et les passagers dans les aéroports restent les pires. Ces gens-là sont toujours habillés d'une tonne de couches de nonchalance et d'austérité ; le pire c'est qu'ils l'exhibent fièrement, comme si c'était le dernier manteau à la mode et qu'il leur donnait le droit de prendre tout le monde de haut. Je voyage depuis très longtemps (j'avais 8 ans lorsque j'ai pris l'avion pour la première fois) et mis à part deux ou trois fois, je n'ai jamais échappé à la palpation ou à l'inspection (parfois super minutieuse) de mes bagages. Quand ce ne sont pas les stylos d'insuline ou les aiguilles qui alertent, c'est généralement la fameuse petite brique de jus de fruit oubliée (ou pas) au fond d'une poche : la plupart du temps, c'est à peine si on m'écoute me justifier.

QUAND LE FIL TREMBLE

C'est donc quand on aimerait pouvoir profiter pleinement de nos moments de vie sociale que le diabète prend le plus de plaisir à nous défier ; il me fait parfois penser à un petit enfant jaloux qui a besoin qu'on le remarque et qu'on lui accorde de l'attention. Dans la partie précédente, j'ai beaucoup parlé de mon rapport aux autres et de la difficulté que peut représenter l'intégration des soins de tous les jours aux moments en groupe. Après l'extérieur, je vais maintenant revenir vers l'intérieur pour vous parler des émotions liées à la gestion du traitement par l'insuline en lui-même. Ce chapitre sera celui de la courbe, de la moyenne et des variations de la glycémie : on commencera notre circuit du côté de **l'hypoglycémie** avant de remonter du côté de **l'hyperglycémie**, sans oublier d'aller voir ce qui se passe dans le corps.

Le manque de sucre et le trop de sucre représentent l'anormal et la non-linéarité. Ils sont la menace, le problème, ceux dont on se cache et qu'on cherche à éviter, jour et nuit. Plus tôt déjà, j'avais comparé le diabétique et l'équilibriste : exactement comme l'artiste qui évolue sur son fil fragile, le malade mobilise toute sa concentration et toute son énergie pour rester bien droit sur son fil et éviter la chute. Le vide l'attire d'un côté et de l'autre. Pour résister, il doit canaliser les ardeurs de sa glycémie, que la curiosité pousse à sortir de la zone où on lui demande de rester. Les chiffres tournent en permanence dans la tête du diabétique, devenu mathématicien par la force des choses : avec eux il jongle, il les soustrait et les additionne, en pariant et en rusant comme il peut pour gagner la partie et maintenir sa courbe bien tendue, droite comme un fil.

Le calcul des doses d'insuline à donner à son corps pour que la glycémie reste dans le vert est une vraie foutue gymnastique. Seuls les acrobates que nous sommes savent qu'il ne suffit pas de connaître la théorie et de la mettre en pratique pour devenir un funambule hors pair – si ça pouvait marcher ainsi, on serait tous de très grands artistes. Il y a des jours où c'est tout simplement magnifique : les calculs qu'on a faits avant de manger étaient bons, le corps a réagi comme on l'avait espéré et prévu, le taux qu'on obtient après avoir parié est superbe. On en déduit que la dose d'insuline était la bonne, on est content et on passe à autre chose dans une sérénité absolue. D'autres fois, par contre, c'est le carton rouge : on pensait avoir tout fait pour ne pas perdre le fil, mais c'est la chute d'un côté (hypoglycémie) ou de l'autre (hyperglycémie), parce que la dose d'insuline injectée était trop importante ou, au contraire, pas assez.

Évidemment, quand on connaît très bien son corps et qu'on l'habitue à une alimentation saine, on a bien plus de chances de trouver l'équilibre et de le garder. On sait à peu près comment son corps va réagir à tel ou tel type de nourriture et donc de quelle dose d'insuline il a besoin pour faire face à l'apport glucidique, qu'on a déjà estimé. Pourtant, même en ayant cette rigueur et cette connaissance absolue de soi, le corps reste le corps : son fonctionnement peut être imprévisible, mystérieux et même parfois complètement indéchiffrable. Pour cette raison-là, on peut se planter plus ou moins souvent ; quelques fois de justesse et, d'autres fois, lamentablement. À cause d'un malheureux faux pronostic, d'une erreur de diagnostic, on se retrouve plus ou moins vite avec un taux de sucre dans le sang très haut ou très bas, ce qui nous oblige forcément à refaire une dose d'insuline – qui, elle aussi, doit être bien calculée – ou à manger du sucre.

Avant la victoire ou l'échec, il y a parfois l'étape intermédiaire du stress et du doute : vous voyez, cette sensation embarrassante qui vous prend quand vous vous demandez si vous ne vous êtes pas trompé dans vos calculs alors que vous venez de rendre votre contrôle de maths au prof ? Ou que vous hésitez entre deux réponses, bloqué devant votre feuille ? Le DT1 la connaît très bien. L'hésitation fait partie de sa routine : il lui arrive souvent d'être tiraillé entre une dose et une autre au moment de l'injection, et le fait de savoir qu'une demi-unité d'insuline peut changer son destin à très court terme peut le paralyser pendant longtemps avant qu'il se décide enfin. Ce n'est pas parce que les dés sont jetés que l'angoisse disparaît : au contraire, quand il sait qu'il a peut-être mal visé la cible, il guette le moindre symptôme qui viendrait lui donner raison. L'attente peut vite se transformer en torture, surtout quand rien n'arrive à lui faire penser à autre chose.

Quand on est diabétique, on a peur parce qu'on n'est jamais vraiment sûr de rien : notre corps a parfois des réactions bizarres, et à son image, l'équilibre glycémique est un grand sauvage : il est fragile, craintif et à fleur de peau. Pour un diabétique, essayer de le maintenir revient un peu à vouloir garder dans ses mains un gros poisson qui gesticule dans tous les sens et se débat pour s'échapper et retourner dans l'eau : c'est un exercice qui peut, au mieux, être intéressant et, au pire, complètement épuisant. Jusqu'ici, j'ai beaucoup insisté sur la charge mentale de la maladie et sur ma perception des choses, mais ça ne veut pas dire que la tête est la seule à subir : une glycémie qui joue au yoyo peut avant tout et surtout éprouver le corps.

L'hypoglycémie

On dit qu'on est en hypoglycémie quand le taux de sucre dans notre sang tombe en dessous de 0,80 g/L. Plusieurs choses peuvent expliquer une pénurie de sucre : une activité physique importante ou imprévue, un besoin de manger parce que c'est l'heure et qu'il faut refaire le plein, un surdosage d'insuline au moment du dernier repas... Dans tous les cas, il faut réagir vite : quand l'hypoglycémie vient, le danger n'est jamais loin derrière elle, surtout quand la crise est sévère. Celui qui souffre le plus pendant cet état d'alerte, c'est le cerveau. En tant que très grand consommateur de glucose, il se retrouve très vite mal en point quand le sucre lui manque. Ensuite, bien sûr, les muscles trinquent : difficile pour eux de bien fonctionner sans carburant. Comme tout à propos de cette maladie, l'hypo possède mille visages, et il est souvent impossible de savoir à l'avance à quelle sauce elle va nous manger, ni quand elle va débarquer. Sournoise et silencieuse, elle est, dans la plupart des cas, une épreuve délicate et douloureuse à surmonter ; elle peut être si légère qu'on la sent à peine, tout comme elle peut nous tabasser avec des symptômes si forts qu'ils en deviennent insupportables.

Au fil du temps et à force d'expérience, j'ai remarqué que la dangerosité de l'hypoglycémie résidait d'abord dans le fait qu'elle soit parfois indétectable, qu'elle ne se fasse pas ressentir. Il m'est déjà arrivé de tomber à un taux très bas, proche du coma hypoglycémique (0,40 g/L) et de ne pas l'avoir deviné avant de demander confirmation à mon lecteur de glycémie. À l'inverse, il est aussi possible de ressentir des symptômes très forts alors que le taux n'est pas fondamentalement inquiétant...

Qu'est-ce qu'elle nous fait, concrètement, l'hypo ? Avec un peu de chance, elle n'est pas trop taquine et nous embête seulement avec un sentiment de faim et de faiblesse générale qui reste supportable, quelques étourdissements, de légers tremblements, des bouffées de chaleur minimes et un rythme cardiaque un peu plus soutenu que la normale. Si elle est coriace et qu'elle a décidé de nous mettre un bon K.O., elle est capable de nous faire transpirer des litres d'eau, nous donner des maux de tête et des nausées, en plus de l'impression d'avoir le cœur qui cogne très fort dans la poitrine. Si, par malheur, elle décide d'être vraiment très méchante, elle peut nous faire trembler de tous nos membres et nous faire voir des étoiles, tomber, nous faire convulser avant de nous plonger dans le coma et, au pire du pire… nous entraîner vers la mort.

Il n'y a pas de meilleur moment pour accueillir une hypoglycémie, mais franchement, on la préfère bénigne que sévère, et progressive que soudaine. J'ai eu la chance, en quinze ans de diabète, de ne jamais faire de malaise, mais par contre, j'ai vécu certaines phases d'hypoglycémie si horribles qu'elles m'ont marquée à jamais. Certaines des pires sont venues m'arracher à mon sommeil, en pleine nuit, pour me faire comprendre que mon corps était sérieusement en danger et qu'il fallait que mon esprit réagisse le plus vite possible pour me sauver la vie. Imaginez-vous vous réveiller brusquement, tellement trempé que votre pyjama vous colle à la peau et que vos draps sont mouillés, si faible que vous vous demandez où vous allez pouvoir trouver la force de vous lever et vous déplacer, et surtout, combien de temps il vous reste pour mettre la main sur la chose la plus sucrée possible avant de tomber. Représentez-vous dans une détresse physique telle que votre cerveau, qui se rapproche dangereusement de la neuroglucopénie (manque de sucre), se concentre pour ne penser qu'à une chose, votre survie. Sentez votre cœur battre tellement fort, votre tête tourner si vite, vos membres devenir si lourds que vous vous demandez si votre corps ne va pas lâcher avant votre tête. Visualisez le moment où - miraculeusement - vous avez réussi à trouver à manger ou à boire, et où après avoir consommé tout ce que vous pouviez, vous vous écroulez en attendant que le sucre se répande dans tout votre corps et que votre taux remonte. Cette phase-là, qui commence immédiatement après l'absorption du sucre et qui peut durer de longues minutes avant le « retour à la surface », est la pire. L'hypo persiste et frappe encore plus fort alors que le corps assimile le sucre et, pendant ce temps-là, il faut s'accrocher. Rendez-vous compte qu'à ce moment précis, l'angoisse et la peur de perdre connaissance sont écrasantes : elle est présente dans chaque cellule de votre corps, dans toutes vos pensées. Vous vous dites que vous ne surmonterez jamais cette épreuve, que ce mal-être ne s'atténuera pas et que vous êtes condamné. Vous visualisez la pente que votre corps va devoir remonter, le haut du puits dans lequel vous êtes tombé, et vous êtes terrorisé à l'idée de ne pas trouver la force d'y aller. C'est une sensation insoutenable, un sentiment insupportable qui mange tout le reste : une catastrophe pourrait bien vous arriver en même temps, rien ne pourrait être plus important que ce que vous êtes en train de traverser là. Toute votre attention, toute votre force est centrée sur cette situation parce qu'elle prend toute la place et qu'en fait, c'est presque une question de vie ou de mort pour vous.

Il y a deux ou trois ans, un soir d'hiver, alors que j'étais dans mon lit depuis à peine une heure et pas encore endormie, j'ai vécu l'une de ces scènes épouvantables. Marcus était devant la télé dans la pièce d'à côté quand l'hypo m'a prise par surprise, et je me souviens que je me suis sentie tellement mal que j'ai pensé à l'appeler juste après avoir attrapé la brique de jus d'orange que j'avais sur ma table de chevet. J'ai abandonné l'idée aussitôt : d'abord parce que j'en aurais à peine eu la force, et ensuite, pourquoi faire ? Pour lui dire quoi ? Pour qu'il fasse quoi ? Quand on vit une hypoglycémie si violente, on est seul à faire la traversée, et ce, jusqu'au bout ; il n'y a aucun rôle à jouer pour l'amour ou pour le soutien. La seule chose qu'on peut faire, c'est essayer d'être plus fort que l'horrible inconfort que l'on ressent et attendre qu'il s'en aille en priant pour qu'il ne traîne pas trop.

Un autre souvenir traumatisant sur le même sujet m'amène à vous parler du sport. Je vous l'avais dit, je me sers de l'exercice physique pour aider mon équilibre glycémique à se stabiliser, puisque le cardio brûle les graisses, et donc le sucre. La subtilité et la difficulté pour un diabétique dans la pratique du sport sont justement là : faire en sorte que son taux de sucre avant l'exercice soit suffisamment élevé pour lui laisser une marche de manœuvre, et vérifier qu'il ne baisse pas trop pendant l'effort pour éviter de se retrouver en hypoglycémie. Pour ces raisons, mes séances doivent être bien cadrées, et après avoir tout testé, j'ai finalement trouvé le meilleur compromis : aller à la salle de sport le matin, juste après mon petit déjeuner – un yaourt au soja mélangé à un fruit et du muesli, accompagné d'un café au lait de noisette – en faisant 0 ou 1 unité d'insuline (contre 3 en règle générale, sans sport). En arrivant sur le tapis de course à peu près une demi-heure après avoir mangé, je sais que c'est l'heure de gloire du pic de glycémie dans mon sang, c'est donc le bon moment pour courir vite et longtemps, avant d'arriver à un taux post séance impeccable. Les séances de la fin de journée me plaisent moins parce qu'elles sont beaucoup plus contraignantes : comme l'activité physique arrive plusieurs heures après le repas, je suis obligée de manger quelque chose pour éviter de commencer le sport avec un taux trop bas. Pas idéal, mais ça fait toujours du bien, en fin de compte.

Si vous avez lu avec attention jusqu'ici, vous aurez compris qu'un jour ne fait pas l'autre et que les dérapages font partie de la routine de celui qui se bat pour l'équilibre, qui court vers la norme. À l'époque où j'habitais encore chez mes parents, je passais beaucoup de temps à la salle de sport la plus proche de la maison, à une dizaine de minutes en voiture. Les petites astuces que j'avais trouvées me permettaient déjà à l'époque de faire de belles séances de *running*, et la plupart du temps, tout se passait sans problème. Une matinée pourtant, après une séance particulièrement intense, je suis repartie de la salle de sport avec une sensation de faiblesse grandissante. En vérité, je savais que c'était une question de minutes avant que l'hypoglycémie vienne me taper violemment, mais j'ai fait l'irresponsable choix de reprendre la voiture pour rentrer, en pensant que j'aurais le temps et que je pourrais me resucrer une fois arrivée chez moi – parce que, comme de bien entendu, je n'avais rien dans mon sac. Quelques minutes à peine après avoir pris le volant, j'ai réalisé à quel point j'allais mal, que tout pouvait basculer d'une seconde à l'autre à l'intérieur de moi et que je jouais ma vie. Du temps, je n'en avais pas : il fallait que j'arrête de tirer sur la corde tout de suite, que je m'arrête tout court. En catastrophe et *in extremis* je me suis garée sur le bas-côté d'une route et me suis jetée à l'intérieur d'un bar en suppliant le gérant (avec le peu de force qui me restait) de me donner n'importe quelle boisson sucrée. J'aurais vraiment pu me tuer ce jour-là.

Quand je repense à ce souvenir, j'ai toujours du mal à savoir ce qui est le pire entre ce que j'ai vécu et l'attitude du patron de ce fameux bar face à ma détresse : quand je lui ai dit que je n'avais pas de monnaie et que je m'en excusais, il s'est mis à aboyer qu'il aurait dû refuser de me servir gratuitement en me regardant comme si je venais de le voler. Il ne s'était pas passé deux minutes entre ce moment et celui où, juste avant, je lui expliquais ma situation et ma détresse. Ma mère est devenue rouge de colère en apprenant ça quelques minutes après : en moins de cinq minutes, elle était à son tour face à lui et lui hurlait dessus devant tout le monde, un billet de cinq euros dans sa main tendue vers le comptoir. En tournant les talons et avant de claquer la porte, elle le remerciait, en lui priant de bien vouloir garder la monnaie. Un superbe exemple de solidarité et d'humanité qui aurait aussi trouvé sa place dans mon chapitre sur l'attitude des gens, plus haut.

Qu'est-ce que c'est vraiment, « faire du sport » ? Quand on y réfléchit bien, cela englobe un tas de choses. Le corps n'attend pas qu'on le dépose à la salle de sport, à la piscine ou sur un terrain de foot pour faire de l'exercice : à partir du moment où il bouge, il brûle. Comme l'intensité et la durée de l'exercice déterminent la consommation du glucose par les muscles, il est tout à fait normal que le manque de sucre se ressente pendant les séances soutenues. Ceci dit, on peut se retrouver sur la réserve dans d'autres contextes que celui de l'entraînement à proprement parler. Le simple fait de marcher trente minutes, trois quarts d'heure, une heure ou plus, tue parfois très rapidement le sucre ; moi qui aime plus que tout marcher partout et tout le temps, il m'arrive souvent de partir d'un point A à pied et d'arriver un peu plus tard à mon point B le cœur battant, les étoiles dans les yeux et les jambes tremblantes à cause de l'hypoglycémie. De même, le sexe est parfois un tueur de sucres redoutable : on ne parle pas de « sport de chambre » pour rien. C'est sans doute dans les moments d'intimité que j'en veux le plus à ma maladie d'être le pot de colle qu'elle est, de s'immiscer de force entre deux corps où elle n'a pas sa place : elle les a déjà toutes mises dans mon lit au moins une fois, de l'hypoglycémie qui se déclare timidement en plein milieu de l'ébat, à celle qui menace de me faire perdre conscience à la toute fin. Si le simple fait d'avoir peur de manquer de sucre pendant l'amour peut suffire à gâcher l'instant, inutile que je m'étende sur ce que ça fait d'en manquer pour de vrai, je pense que vous pouvez le deviner sans problème.

Qu'une hypoglycémie survienne après le sport ou à un moment éloigné des repas, d'accord. Ça peut se comprendre et même s'accepter. Qu'elle débarque immédiatement après un repas bien gourmand, par contre, beaucoup moins. Imaginez un peu la scène : vous venez de partager un bon moment avec vos amis ou votre famille autour d'une table, vous avez le ventre plein, votre digestion commence tranquillement jusqu'à ce qu'une hypo vous surprenne, tout droit sortie de nulle part. Avec son arrivée, vous comprenez que vous avez mal évalué la teneur en glucides de tout ce que vous avez mangé et que vous vous êtes trompé dans votre dosage d'insuline : vous avez voulu bien faire et prévenir l'hyperglycémie, mais vous avez finalement prévu trop, vu trop grand. Vous vous sentez complètement rassasié, ça vous paraît fou de consommer encore après tout ça, et pourtant… vous n'avez pas le choix, vous devez le faire. À contrecœur et rempli de frustration, vous partez donc en quête de sucre ; c'est la dernière chose dont vous avez envie, mais vous consommez encore, jusqu'à ce que le calme revienne en vous.

Fin novembre 2019, alors que je passais le week-end chez une amie à Caen, j'ai bien cru que j'allais terminer ma nuit du vendredi au samedi aux urgences. Ce soir-là, tout est allé de travers et je me suis retrouvée démunie, impuissante, prise au piège d'une situation que je n'avais encore jamais vécue, malgré mes années d'expérience. Sur les conseils de ma diabétologue, j'avais décidé quelques jours auparavant de changer d'insuline lente – adieu, Lantus, bonjour, Tresiba ! C'était une période encore plus tendue pour la funambule que je suis, puisque je devais du coup habituer mon corps à un produit différent en tâtonnant avec les doses pour trouver l'apport équivalent à l'ancienne insuline.

Manque de bol, ce vendredi soir-là, l'insuline rapide que j'avais donnée à mon corps en trop grande quantité au moment du dîner a fusionné avec la lente, elle-même trop dosée, et en moins d'une demi-heure, j'étais tombée du fil sans rien avoir vu venir, victime de leur pouvoir surpuissant. Ce soir-là, je n'ai rien compris et j'ai eu peur pour ma vie. Non seulement la chute a été vertigineuse, mais j'étais incapable de m'en remettre : mon taux ne remontait pas malgré le sucre que je me forçais à manger et à boire, il stagnait, comme bloqué, incapable de passer la barre du 0,50 g/L. Mortifiée par l'angoisse, je me suis mise à prier de tout mon être pour que ce terrible « LO » (de l'anglais « *low* », qui signifie que le taux est dangereusement bas) arrête de s'afficher en gros, en gras et en majuscules sur mon lecteur et, pendant trois heures, j'ai attendu que mon corps se sorte de sa détresse, guettant ma courbe de glycémie minute après minute en espérant de tout mon cœur la voir remonter. Pourquoi l'hypo durait-elle si longtemps ? Est-ce qu'il n'y avait pas un problème avec mon capteur, ou peut-être même avec mon lecteur ? Comment rassurer mon amie alors que j'étais presque encore plus inquiète qu'elle ? Pour la première fois, j'ai eu peur de ne pas pouvoir me sauver, peur que l'insuline continue d'agir et de tuer toujours plus de sucre, peur qu'elle finisse par me tuer moi. Pour la première fois, j'ai pensé à capituler, abandonner la lutte et appeler les secours pour qu'ils prennent la relève, et pourtant j'ai continué à y croire, à me dire et à dire à mon amie que ça allait aller, que je maîtrisais la situation. C'est finalement essoufflée, écœurée par ce gavage forcé et angoissée à l'idée de ne pas me réveiller de ce cauchemar que je me suis justement endormie. Quelques heures plus tard, en ouvrant les yeux au milieu de la nuit et en me souvenant de ce qui s'était passé, j'ai pu constater que mon taux était remonté en flèche, ce qui est malheureusement fréquent après une grosse hypoglycémie. Ni une ni deux, j'attrapais ma trousse et vissais l'aiguille sur mon stylo, et c'était reparti pour une dose d'insuline ; il n'y a pas d'aires de repos sur l'autoroute du combat.

Imaginez-vous vous réveiller après une nuit pareille. Étourdi, lessivé et nauséeux, vous avez l'impression d'avoir enchaîné dix tours de montagnes russes sans pause. Dégoûté et triste, vous regardez votre ventre et vos cuisses, vous les touchez, persuadé de pouvoir sentir sous votre peau les conséquences de tout ce sucre que vous vous êtes forcé à absorber pendant la nuit. Vous vous sentez énorme, plein. Vous êtes en colère, furieux après votre corps parce qu'il est malade et qu'il vous a obligé à vivre tout ça. Vous lui en voulez, mais vous ressentez aussi de la pitié pour lui : malgré tout, vous l'aimez, il est à vous, et vous voudriez pouvoir le protéger de tout ce qui a le pouvoir de lui nuire. C'est un sentiment vraiment ambigu :

comment être en paix à l'intérieur de ce corps qui abrite le mal et qui vous en fait baver, mais qui, pourtant, n'a jamais rien fait pour que le mal s'attache à lui ?

La peur de vivre ce genre d'accident sommeille en moi en permanence, elle se réveille à chaque fois que je suis hors de ma zone de confort et de mes repères pour plusieurs heures ou plusieurs jours. Quand le soleil se couche, c'est là qu'elle me torture le plus : les nuits passées à l'hôtel ou chez les autres me font toujours stresser. Impossible de m'endormir sans avoir quelque chose de sucré à portée de main. Hors de question de me sentir mal au milieu de la nuit dans la chambre d'un hôtel où rien ni personne ne pourrait m'aider, ou de devoir aller fouiller et me servir dans une cuisine qui n'est pas la mienne...

Cette peur de l'hypo m'étreint aussi quand je voyage. Si je dois aller quelque part en transports, je ne suis jamais totalement sereine par rapport à la phase de transition entre le départ et l'arrivée. L'idée d'être temporairement coincée entre ciel et terre, entre terre et mer ou entre une gare et une autre, bloquée sur une autoroute ou sur des rails, à l'intérieur d'une structure fermée, me dérange toujours un peu. Qu'est-ce qui va se passer si jamais je me sens mal, que je fais une grosse hypoglycémie sans l'avoir vue venir, sans avoir de solution, et que les gens autour de moi ne voient rien, ne comprennent pas, ne sont pas capables de m'aider ? Est-ce que, dans ce cas-là, je serai physiquement capable d'attendre la fin du voyage pour me sortir de là et trouver de quoi me resucrer ? Pour empêcher ces foutues montées d'angoisse de faire le voyage avec moi, j'anéantis tous les risques en m'assurant d'avoir systématiquement sur moi quelque chose à boire ou à manger, n'importe quoi pourvu que ça contienne assez de sucres rapides pour amortir ma chute et me remettre sur pieds, en équilibre sur le fil, vite fait bien fait.

On pourrait croire que les maths ne nous suivent pas jusqu'à l'étape du resucrage, mais si : les calculs nous collent aux fesses quoi qu'on fasse, prêts à nous prendre la tête. Quand l'hypo nous attaque, c'est souvent la crise : on est en alerte, le temps et la patience nous manquent, on doit faire vite pour ne pas laisser l'adversaire nous affaiblir davantage, ce qui fait qu'on a tendance à faire les choses dans la précipitation. Malheureusement, urgence ou pas, l'objectif est et reste le même : il faut retrouver l'équilibre et éviter de passer d'un extrême à l'autre. Ce que ça veut dire concrètement : interdiction formelle de se jeter sur le pot de Nutella et de se taper cuillère sur cuillère, à moins bien sûr d'avoir envie de faire un petit coucou à l'hyper qui nous guette de l'autre côté de la route. Quand l'hypo nous réveille la nuit et nous trimballe jusqu'à la cuisine, par exemple, on a envie d'aller au plus simple et de choisir le plus efficace ; même si c'est évidemment une bonne idée, il faut toujours penser à l'après-crise. Pour séparer les pires options des meilleures, on pense d'abord *qualité* : quels sont mes choix parmi ce que je vois en face de moi, qu'est-ce qui est le plus facile et rapide à consommer ? Parce qu'on n'a pas envie de rendre le moment encore plus pénible qu'il ne l'est par définition, on va laisser un petit peu de place au cœur pour qu'il puisse s'exprimer et donner son avis : est-ce qu'on peut profiter de l'occasion pour lier l'utile à l'agréable en mangeant quelque chose qu'on aime et qui nous fait plaisir ? Est-ce qu'on ne ferait pas plutôt mieux de rester sur l'alternative la plus saine du placard ? Une pomme, du jus de raisin ou un morceau de gâteau au chocolat ? Peut-être un peu des trois ? Et s'il n'y a pas grand-chose et que rien ne me fait envie, quelle est la meilleure option ? Quand on a identifié cela, il faut ensuite penser *quantité* : le risque, quand on commence à se resucrer, c'est d'y prendre plaisir, d'avoir la main lourde et de ne pas s'arrêter au bon moment. Il suffit de deux ou trois cuillères de muesli ou de quelques gorgées de jus de fruit en trop pour se retrouver hors zone, obligé de ressortir l'insuline pour neutraliser ce taux qui a beaucoup trop remonté. L'histoire est presque toujours la même la nuit : on se sent mal, donc préfère manger un peu plus que pas assez avant de se recoucher, et on se réveille le matin avec un taux horriblement haut, victime du contrecoup. C'est une fin décevante, mais la médecine l'explique. Je pense que c'est justement ici qu'on peut apercevoir le mieux la personnalité vicieuse de la maladie : elle nous empêche de mal manger ou de manger trop, puis nous force à consommer quand on ne veut pas, pour finalement nous punir de l'avoir fait, juste après. Elle aime tenir les rênes, et c'est parfois vraiment difficile de les lui reprendre.

Les hypoglycémies aiment aussi avoir les pleins pouvoirs : quand elles sont là, on ne peut pas faire autrement que de s'occuper d'elles en priorité. Même si c'est souvent impossible de prévoir leur arrivée, on sait que certaines choses les attirent ; c'est le cas de l'alcool. Quand on fait la fête et qu'on se lâche sur la boisson, la glycémie dessine toujours à peu près la même courbe : un pic très haut, qui correspond d'ailleurs souvent au temps fort de la soirée, et une descende raide quelques heures après. Cette descente, je la connais comme ma poche : je la dégringole toujours à peu près à la même heure, au petit matin, au moment où mon corps essaye de récupérer de la soirée. Dans ces moments-là, j'ai à tout prix besoin de dormir, surtout si j'ai un peu forcé sur l'alcool, mais quand la jauge du sucre vire au rouge, elle éclipse complètement celle du sommeil : adieu, grasse matinée tant convoitée... on se lève, et on va petit-déjeuner !

L'hyperglycémie

L'hypo est en quelque sorte l'épée de Damoclès du DT1 : elle plane au-dessus de sa tête à chaque instant de sa vie. De cette menace redoutable, il doit toujours se méfier sérieusement, surtout quand il dort et qu'il fait du sport, comme vous devez l'avoir compris. Sur le fil, le diabétique équilibriste peut à tout moment tomber du côté des hypo, mais l'autre côté, qui cache son propre océan de noirceur, l'attire tout aussi fort. Il n'y a rien de plus arrogant qu'une hyperglycémie : elle adore regarder de haut, toujours présomptueusement perchée au-dessus de la norme. Quand elle est là, c'est qu'on a un excès de sucre dans le sang – le taux de référence varie en fonction des malades, mais on parle généralement d'hyper lorsqu'il est supérieur à 1,60 g/L. Avoir une glycémie anormalement élevée peut être la conséquence d'un tas de choses : un repas trop chargé en glucides par rapport à la quantité d'insuline rapide reçue, un dosage d'insuline lente trop faible pour couvrir les besoins du corps sur vingt-quatre heures, une émotion très forte (colère, euphorie), une infection ou une perturbation (maladie, hormones)... la liste n'est ni courte, ni exhaustive. À la différence de l'hypo, j'ai rapidement pu constater que l'hyper se détectait plus difficilement. Personnellement, il m'arrive de ne même pas la sentir quand mon taux est inférieur à 2,50 g/L : à part la soif, la fatigue, un petit mal de gorge, un léger sentiment d'écœurement et une envie plus fréquente d'uriner, rien d'insurmontable. Pour les hyperglycémies sévères – que je vis rarement –, les manuels nous parlent d'une fatigue assommante et d'une bouche très sèche accompagnée d'une soif insatiable, de troubles de la conscience et du comportement (délires, agressivité). Comme pour l'hypo, le pire qui puisse arriver en cas d'hyper est le malaise, puis le coma.

Les hyper font partie intégrante de mon quotidien. En règle générale, elles sont là bien plus souvent que les hypo. Même s'il leur arrive de déserter – parfois pendant plusieurs jours d'affilée –, elles rôdent toujours dans le périmètre, prêtes à revenir me pomper l'air. Leur moment préféré pour passer un peu de temps avec moi, c'est la digestion : les pics de sucre qui se dessinent tout de suite après le repas font partie du package, diabétique ou pas, d'ailleurs. Même quand l'insuline fait tout pour que le pic ne s'étale pas dans le temps, elle n'arrive pas toujours à le tuer complètement. Pour cette raison et pour un tas d'autres, il est facile et fréquent de dépasser 1,60 g/L. Le but du jeu, c'est de pouvoir empêcher ces pics de monter trop haut et de les faire redescendre le plus vite possible.

Les taux trop élevés m'inspirent un pêle-mêle de sentiments négatifs depuis toujours. Ils sont ma hantise, ma bête noire. Je les ai en horreur. Responsables de ma descente aux enfers et de mon arrivée au royaume de l'anorexie mentale et des troubles du comportement alimentaire (TCA), ils ont réussi à me terroriser à tel point que j'ai toujours tout fait pour me tenir le plus loin possible d'eux. L'angoisse qu'ils représentent dans ma tête est d'abord liée aux conséquences à long terme qu'un diabète mal géré peut entraîner : une glycémie trop haute en permanence finit par abîmer les organes et altérer, parfois gravement, leurs fonctions. En plus de cela, il y a tout simplement l'ego : comme j'en ai longuement parlé dans la première partie de ce livre, j'ai toujours eu du mal à accepter de mal faire, de ne pas avoir le contrôle de la maladie, et l'hyperglycémie a toujours été à mes yeux la représentation de l'échec par excellence.

Si vous me demandiez ce que je préfère entre l'hypo et l'hyper, je vous dirais que c'est un choix difficile et que ça revient un peu à choisir entre la peste et le choléra. Comme je l'expliquais, l'hypo peut être mortelle à très court terme puisqu'elle peut rapidement conduire au coma ; c'est une chose qui reste quand même exceptionnelle avec l'hyper – il faut vraiment atteindre des sommets vertigineux. D'un autre côté, même si les symptômes de l'hyper sont moins pénibles, on sait qu'elle est réellement dangereuse sur la durée. Je vous répondrais donc que je préfère mille fois avoir des taux trop bas que trop haut parce qu'inconsciemment, je me dis que les hypo ont moins de chance d'abîmer mon corps.

Les glycémies, porte-paroles du corps

Je vous disais que le diabète avait une sainte horreur de l'inhabituel et des changements, et qu'un petit rien pouvait parfois beaucoup le perturber. En tant que grand trouillard vulnérable et susceptible, il est toujours à deux doigts de péter les plombs, de chambarder notre vie et de nous désaxer. Plus haut, en le comparant au poisson qui nous file toujours entre les doigts, j'insistais sur sa force et sur le côté sauvage, inapprivoisable qui le définit : tout cela est vrai, mais ça ne l'empêche pas d'être aussi très fragile. Un peu comme une petite feuille d'arbre qui tremble à chaque fois que le vent se lève, l'équilibre glycémique sursaute dès que le moindre dérèglement s'incruste dans le corps. Bien sûr, ça lui fait plaisir quand on mange bien, qu'on fait du sport et qu'on essaye d'appliquer l'insulinothérapie fonctionnelle à la lettre comme un bon élève, mais ce serait fou de croire qu'on l'a dans la poche pour toujours rien qu'en respectant les règles. Le diabète se moque des règles, il est bien au-dessus de ça. Le jeu auquel il joue ne se base que sur celles qu'il s'est inventées.

On ne connaît pas tous les secrets de la maladie, mais on sait que l'équilibre glycémique dépend de tout un tas de paramètres internes et externes à l'organisme. Déjà, il y a *la forme physique et les émotions.*

Quand on est malade ou qu'on a un foyer infectieux quelque part dans notre corps, on peut être sûr que le déséquilibre nous pend au nez, même chose en cas de grosse fatigue, de cycle hormonal ou de changement climatique brutal. Si je n'étais pas atteinte de cette maladie, je ne me serais probablement jamais rendu compte du pouvoir surpuissant des émotions sur le corps : le diabète ne sait absolument pas comment les gérer. Elles le mettent dans tous ses états. La colère, l'angoisse, le stress, la peur, la tristesse, l'adrénaline, la joie, l'excitation... toutes les émotions fortes sont capables d'entraîner la glycémie vers des sommets vertigineux, et parfois jusqu'à des profondeurs abyssales. Pour moi, c'est toujours pareil : dès je suis malade, que j'ai mes règles, que le temps change brusquement, que je me sens stressée ou très énervée, c'est la fête de l'hyperglycémie qui bat son plein dans mon sang. Mes taux peuvent être tellement capricieux qu'il me faut parfois plusieurs jours avant de retrouver l'équilibre et dompter ma courbe de glycémie ; même l'insuline et la fréquence des injections ont du mal à s'imposer face à eux.

L'exemple le plus tristement parlant sur le pouvoir de l'émotion me ramène à l'été 2019, à Gap. C'était fin juillet, il faisait beau et chaud.

Ça aurait pu être une journée magnifique, si la vie n'avait pas décidé de reprendre mon ami Arnauld et de me traîner au cimetière pour lui dire adieu. Les mots me manquent pour décrire ce que j'ai ressenti face à ce cercueil et à cette situation irréelle ; la force des émotions qui ont fusionné à l'intérieur de moi cet après-midi-là m'a coupé le souffle. Je ne sais pas qui de la rage ou de la tristesse l'a emporté sur la maladie, mais les 4,60 g/L de sucre qui se sont affichés sur l'écran de mon lecteur après la cérémonie m'ont fait comprendre qu'on l'avait provoquée bien salement.

Je parlais juste avant des maladies et des infections : grâce à la glycémie, on peut facilement savoir si tout va bien ou non à l'intérieur du corps ; c'est comme si l'organisme se servait des taux pour communiquer avec nous. Quand on a attrapé un virus ou qu'on a une infection quelque part, les chiffres prennent de la hauteur, et c'est souvent parce qu'ils restent en haut qu'on se rend compte que quelque chose se trame, même avant que la maladie ou que le problème se déclare concrètement. La grippe, la gastro ou le simple petit rhume des foins sont bien plus agressifs envers les diabétiques qu'envers le commun des mortels : en plus des symptômes classiques, il faut aussi supporter la lourdeur des glycémies pompeuses sur la durée. Pire encore : imaginez-vous devoir subir une intervention chirurgicale pendant laquelle on pose un corps externe, étranger à votre corps ; pensez au choc que c'est pour lui de devoir accueillir et s'habituer à quelque chose qu'il ne connaît pas, et à l'impact de l'anesthésie générale et autres médicaments sur lui. Visualisez-vous alité pendant plusieurs jours, pensez à votre corps immobile, privé du moindre mouvement. Représentez-vous l'impact de tous ces chocs confondus sur votre glycémie : c'est une vraie catastrophe. Le plus injuste dans l'histoire, c'est que vous n'y êtes pour rien, et que même votre bonne volonté ne suffit pas à rattraper le tir. Pour avoir été dans cette situation, je sais à quel point le moral subit.

Quand on sait à quel point la maladie est sensible et lunatique, on n'a pas de mal à comprendre pourquoi le diabétique a plus de chances de perdre son sang-froid et devenir fou que les autres. Des moments de vie que la majorité des gens traversent généralement dans la légèreté et sans problème, comme le voyage et les vacances, peuvent être de vrais défis pour le diabétique. Partir en voyage, c'est se détacher de ses marques, adopter un autre climat, s'adapter à un autre fuseau horaire. C'est embrasser un rythme de vie différent, se convertir à d'autres habitudes alimentaires, consommer différemment, en qualité, en quantité et en genre. Le voyage, c'est une traversée d'émotions et d'états plus marqués que d'habitude, une balade entre le stress et la joie, qui passe parfois par la fatigue et l'excitation. Le voyage symbolise complètement le changement. Si vous m'avez bien suivie, vous devinerez que le diabète ne l'aime pas des masses et qu'il ne se gêne pas pour nous le faire comprendre.

J'ai esquivé le redoutable *phénomène de l'aube* jusqu'ici, mais la fin de cette partie sur les facteurs qui influencent la glycémie me force à lui rendre hommage ; cette bizarrerie mérite bien le prix du plus gros fardeau du DT1. En prévision du matin, notre cher foie a pour mission de relâcher du sucre pour compenser ce qui aura été utilisé dans la nuit. Quand le pancréas fonctionne normalement, l'insuline qu'il produit va prévenir le foie au bon moment que ça suffit comme ça. Le hic, c'est que le foie du DT1 ne peut pas compter sur l'insuline fabriquée par l'organisme pour lui dire quand stopper et que donc, il libère trop de sucre, trop vite. En bref : on se couche avec un taux dans le vert et on se lève dans le rouge. Grâce au lecteur, on constate que la courbe de glycémie est partie voir ce qui se passait en haut aux alentours de 3 heures du matin, d'un coup, et qu'elle s'est apparemment sentie assez à l'aise pour y rester jusqu'à notre réveil. Ce phénomène va et vient, et dépend de plein de choses : la teneur en glucides du repas, l'activité physique de la journée et la consommation d'alcool peuvent par exemple le favoriser, ou l'empêcher de se produire. On dit qu'un DT1 sur deux en souffre : c'est mon cas depuis plusieurs années, et le fait que ça ne s'arrange pas avec le temps me pousse à croire que la pompe à insuline est ma prochaine étape comme je le confiais plus haut, car elle diffuse l'insuline en continu en adaptant automatiquement les doses aux besoins du corps, qui diffèrent du coup en fonction des moments du jour et de la nuit. À part mettre un – ou plusieurs – réveil dans la nuit pour renvoyer ce phénomène de l'aube d'où il vient, essayer un nouveau traitement ou faire des concessions sur le repas du soir, il n'y a pas de solution miracle pour les utilisateurs de stylos comme moi.

LE PLUS DÉSTABILISANT DES BINÔMES

Le diabète n'est pas toujours un bon compagnon de route. L'emprise qu'il ne peut pas s'empêcher d'avoir sur nous le rend toxique. Il est si présent et si collant qu'il peut nous déboussoler, nous désorienter quand ça lui chante, jour et nuit.

L'hyperglycémie est une grande vicieuse : nous voir ruminer et nous lamenter dans notre coin à cause d'elle ne lui suffit pas, il faut aussi qu'elle essaye de s'immiscer dans nos relations avec nos proches pour plus de *fun*. Je suis bien placée pour dire que les périodes d'anarchie glycémique cassent l'ambiance. Quand mes taux me mènent la vie dure pendant plusieurs jours, la frustration et la colère que je ressens me maîtrisent et me changent : au mieux, j'ai l'air triste, au pire je deviens méchante. Dans ces instants, mon cerveau bouillant ne sait rien faire d'autre que ressasser ; à l'intérieur de lui, c'est comme si la rage se battait avec la tristesse, et c'est toujours dur pour moi de réussir à les calmer. Parfois, penser à autre chose qu'au calvaire que me fait vivre la maladie et passer outre est au-dessus de mes forces ; les gens que j'aime dégustent souvent ma froideur, mon agressivité et mon impatience, même s'ils n'ont rien demandé. C'était pire il y a quelques années, mais je crois que je n'ai pas encore assez évolué sur ce point. Je n'ai toujours eu qu'une envie, qu'un besoin quand mon diabète me tyrannise : me recroqueviller sur moi-même, m'isoler, qu'on me foute la paix, qu'on me laisse seule dans ma souffrance.

En plus d'être toxique et manipulatrice, la maladie est *intimidante*. Personnellement, elle ne me glace jamais autant que les jours où elle décrète qu'elle ne veut pas coopérer et n'en fait qu'à sa tête. Je la crains quand elle décide d'être ingérable, j'ai peur d'elle comme d'un inconnu pas net, du genre qu'on n'arrive pas à cerner et qu'on ne sent pas. Ces jours-là, quand la courbe de ma glycémie boude la cible et me fait vadrouiller partout là où il ne faut pas, je redoute tellement les chiffres que je n'ai même plus envie de tester ma glycémie au moment où il faut pourtant le faire. J'aimerais pouvoir me cacher de ma maladie comme un petit enfant se cache d'un monstre : je ne veux pas qu'elle me retrouve, je veux qu'elle m'épargne de sa cruauté. Quand je scanne mon taux, pendant les quelques secondes insupportables qui me séparent du verdict, je retiens mon souffle en espérant très fort ne pas avoir à encaisser un nouveau coup. C'était encore pire quand j'utilisais encore mon lecteur ancienne génération, parce qu'il m'affichait à chaque fois un compte à rebours de trois secondes, le temps que la goutte de sang soit analysée, avant d'annoncer la couleur. Quand je suspecte un mauvais résultat, je prie de toutes mes forces pour qu'il ne le soit pas : j'en ai ras le bol que l'hyperglycémie m'empêche de redescendre pour rejoindre la normalité, je veux à tout prix quitter cette zone rouge qui me fait peur et retourner m'installer confortablement dans le vert, qui me manque et sans qui rien ne va. Quand les chiffres apparaissent c'est quitte ou double : le soulagement est grand si le taux est bon, mais s'il est mauvais, il m'arrive encore de m'enfoncer dans le dégoût et dans la désolation.

Tout envahir : c'est la mission du diabète. Je le souligne en rouge et le surligne en jaune : il faut toujours qu'il fasse partie du scénario, même si son seul rôle est de plomber l'atmosphère. La maladie est absolument partout, elle s'allonge à côté de moi à la plage, nage avec moi dans la mer, danse avec moi sur le *dancefloor*, m'accompagne dans les soirées, dans les salles de sport et de réunion, chez le coiffeur, sous la douche et dans les magasins. Partout où elle peut s'incruster, elle le fait : dans mon intimité, dans l'amour, dans mes rires et dans mes pleurs, dans toute la musique que j'écoute et dans tous les livres que je lis. Elle est juste là, dans mes jambes, collée à ma peau à n'importe quelle heure du jour et de la nuit. Elle me regarde quand je fais plein de choses, et aussi quand je ne fais rien. Ce qu'elle aime tout particulièrement, c'est être avec moi au lit : quand ce n'est pas l'hypo qui me sort de mes rêves, c'est l'hyper qui se glisse dans mes cauchemars. Le script de ces mauvais rêves est en fait toujours le même : je me retrouve à 6 ou 7 grammes de sucre dans le sang – ce qui est complètement surréaliste –, et tout ce qui se passe après le moment du test vire au drame. L'intensité du choc, de cette panique que je ressens en fixant ce taux hallucinant qui s'affiche sur mon lecteur est si forte qu'elle paraît réelle, et que le réveil sonne comme une vraie délivrance. Pour moi ce genre de rêves ne sort pas de nulle part : c'est juste une énième manifestation de mon angoisse de la courbe et des chiffres.

Pour que vous compreniez vraiment ma crainte du yoyo glycémique et en guise de point final à cette partie, je vais vous faire un aveu : j'ai un gros blocage vis-à-vis des sorties en boîte de nuit, et c'est entièrement de la faute du diabète. Même quand je me motive à suivre mes amis, je finis toujours par me dégonfler en m'accrochant aux mêmes arguments : fatigue, flemme de sortir tard dans la nuit, de me retrouver au milieu de jeunes cons bourrés et potentiellement drogués… En fait, j'ai toujours été convaincue que je détestais tout simplement aller en boîte, que ce n'était pas mon truc, que c'était comme ça et que les autres devaient se faire une raison et me foutre la paix. Même si c'est très souvent le cas, le problème se situe en fait complètement ailleurs. En creusant un peu plus au fond de l'inconfort que m'a toujours inspiré le sujet, j'ai fini par comprendre : ce qu'il traduit, c'est de la peur. Aller dans ce genre de soirées provoque en moi un profond sentiment d'insécurité et de danger. Si je sors, est-ce que j'aurai encore la présence d'esprit de contrôler mon taux ? Et surtout, est-ce que j'aurai la possibilité de le faire ? Comment gérer ça si je dois laisser toutes mes affaires au vestiaire sans avoir accès à ma trousse, si les toilettes sont trop sales ou inaccessibles à cause du monde ? Que faire si je fais une hypoglycémie et que je n'arrive pas à rejoindre le bar ? Si le serveur ne me comprend pas ? Si je me sens très mal mais que personne ne m'entend, ne m'écoute, ni ne peut m'aider ? Si, au contraire, je suis en hyperglycémie, que ça me met de mauvaise humeur et que ça me contrarie, est-ce que j'arriverai à passer outre et oublier mon taux pour me vider la tête le temps de quelques heures, m'amuser et passer une bonne soirée ? En fait, je pense que c'est mon aversion pour les problèmes mathématiques qui m'a éloignée de la vie nocturne. Je trouve les deux complètement incompatibles, puisque faire la fête, c'est justement lâcher prise et ne penser à rien. Pour esquiver ces questions dont j'ai horreur et qui me gâchent la vie en me rappelant que je suis toujours obligée de tout prévoir, ma haine des maths m'a aidée à trouver la solution la plus radicale : rester chez moi, tout simplement.

L'avouer me rend profondément triste, mais je suis forcée de l'admettre : je laisse encore parfois la maladie faire de moi ce qu'elle veut, me priver de choses que j'aimerais, dans le fond, pouvoir faire. Quand le courage est de mon côté, j'arrive à tenir tête à mon tyran et à écouter mon cœur ; malheureusement, le courage ignore encore souvent mes appels, et je sais qu'il faudra que je règle ce problème.

LE TEMPS MORT

Pour des raisons qu'on connaît et pour d'autres qui nous échapperont sûrement toujours, comme on l'a vu plus haut, la maladie a le pouvoir de nous plonger au milieu de chaos où les hyperglycémies qui s'empilent ne semblent jamais vouloir re-descendre. Avec le chaos, ça fait quinze ans qu'on se fréquente, il aime me rendre visite à l'improviste et repart généralement quand ça lui chante. Il n'y a rien de plus accablant que de perdre face à ce chaos que je ne comprends pas et qui me fait peur. Vicieux et joueur, il aime me narguer et me torturer en me balançant d'un extrême à un autre sans me laisser respirer. Il maintient fermement mon visage face contre mon échec, contre mon incapacité à maîtriser ce qui se passe à l'intérieur de mon corps.

Quand le chaos me retient prisonnière et que la charge morale et émotionnelle qu'il pose sur mes épaules est trop importante, il ne me laisse pas d'autre choix que d'évacuer ma souffrance et ma frustration. Toutes ces émotions que je stocke au quotidien et que j'accumule sans m'en rendre compte se manifestent brutalement et je perds le contrôle : le moral est à zéro et les larmes, elles, sont en très grand nombre.

Je n'ai jamais aimé vivre ces burn-out, mais j'ai toujours considéré qu'ils étaient sains. J'ai besoin d'eux parce qu'ils me purgent, me purifient et me permettent de *renaître de mes cendres*. Je pense que c'est une nécessité que de s'avouer que c'est trop et que c'est trop dur, primordial de se rappeler que notre humanité ne nous permet pas de faire face tout le temps.

J'entre en éruption au moins une fois par an. Le plus vieux craquage dont je me souvienne remonte à mon adolescence : je me revois exploser en larmes dans la cuisine face à mes parents impuissants, après avoir encaissé plusieurs semaines d'hyperglycémies quotidiennes injustifiées. Je me rappelle aussi de ce sentiment d'impuissance et de rage que j'ai ressenti quelques années plus tard au moment de ma rentrée à l'ISCOM de Rouen : je me revois au téléphone avec ma diabétologue sur le chemin de l'école, assoiffée et toute moite à cause de l'invasion du sucre. Je m'entends encore lui dire que je n'en pouvais plus, que je n'arrivais pas à comprendre pourquoi mon diabète me persécutait, ce que j'avais bien pu faire pour qu'il s'acharne sur moi. Un souvenir moins vieux me replonge à la période où, alors que j'étais en alternance, je me suis sentie si dépassée, si éprouvée par ma vie que je n'ai pas trouvé mieux que de jouer la carte de l'arrêt maladie. Quelques jours d'inertie, de larmes et de soupirs, de bras baissés et ballants... une parenthèse hors du temps pour laisser parler ma vulnérabilité et mon ras-le-bol avant de reprendre la course.

GARDER LA TÊTE HAUTE, QUOI QU'IL ARRIVE

La relation triangulaire entre mon esprit, mon corps et la maladie est d'une complexité sans nom. On a beau être indissociables tous les trois, la communication entre nous ne fonctionne pas toujours très bien. Il arrive à mon corps d'affronter des choses inhabituelles, de se battre contre des tempêtes que je ne peux ni prévoir ni percevoir nettement. Je pense c'est précisément le fait de ne pas toujours pouvoir comprendre le langage avec lequel mon corps me parle qui me rend malheureuse. Quand quelque chose n'est pas normal ou ne va pas bien à l'intérieur, comme je l'expliquais auparavant, il se sert du diabète comme traducteur et comme témoin pour me parler. Le problème, c'est que le diabète n'est pas toujours un très bon interprète. Il se garde parfois de nous expliquer ce qui se passe vraiment à l'intérieur et se tait souvent sur les raisons qui poussent le corps à faire la tête à l'insuline et à limiter son efficacité. En fait, c'est vraiment facile d'en vouloir à la maladie : on a vite fait de se dire qu'elle est déloyale et malhonnête. C'est avec le temps que l'on comprend qu'elle ne nous avouera jamais ses secrets et qu'elle s'interposera toujours un peu entre notre tête et ce corps qu'on voudrait pourtant tellement pouvoir comprendre.

Je pense qu'une partie de moi aura toujours besoin de maîtriser les caprices de la maladie et de percer les mystères de mon corps. Ma hantise de l'échec m'a poussée à m'acharner contre mon diabète pour rattraper ses dérapages, surtout quand ils me semblaient injustifiés et injustes, jusqu'au jour où j'ai compris qu'il fallait que je lâche l'affaire. C'est après quinze ans d'autoflagellation et de culpabilité que j'ai fini par me résigner et me rendre à l'évidence : comme beaucoup de choses dans cette vie, *le diabète peut nous dépasser*. Par extension, *c'est le corps qui nous dépasse*. Même si c'est difficile, il faut l'accepter : ne pas le faire serait prendre le risque de sombrer. Avec le temps, j'ai compris qu'il valait mieux que j'évite de me perdre dans des investigations sans fin ni aboutissement quand la maladie fait n'importe quoi. Ses incohérences trahissent surtout celles de mon corps, et je ne peux parfois rien faire pour lui. À chaque fois que ma tête cherche le conflit avec mon corps, le diabète alimente la colère et l'angoisse ; l'ironie là-dedans, c'est que ça ne fait qu'empirer les taux. Le mieux reste sûrement de laisser les choses qui nous échappent nous échapper. Respirer un bon coup, encaisser et continuer de donner le meilleur de soi en se rappelant que demain sera sans aucun doute un jour meilleur.

> **« LE SUCCÈS N'EST PAS FINAL, L'ÉCHEC N'EST PAS FATAL, C'EST LE COURAGE DE CONTINUER QUI COMPTE. »**
>
> Winston Churchill

PARTIE 5

APPRENDRE À AIMER L'EXERCICE MALGRÉ TOUT

Je sais que le portrait que je vous ai dépeint du diabète dans cette quatrième partie est assez moche. Je me doute qu'en le regardant vous ne verrez rien d'autre qu'envahisseur, un manipulateur, un dictateur de la pire espèce. Que vous connaissiez le diabète ou non, je suis sûre que vous trouvez son profil pénible à regarder mais, dans le fond, ce serait vraiment dommage de faire une fixation sur ses traits les plus laids. J'aimerais vous inviter à prendre de la hauteur avec moi pour que vous finissiez par l'examiner avec des yeux plus doux, plus conciliants, et que vous arriviez à voir toutes ces choses intéressantes qu'il a à offrir et à enseigner malgré tout.

> **« CE QUE TU NIES TE SOUMET, CE QUE TU ACCEPTES TE TRANSFORME. »**
>
> Carl Gustav Jung

FAITES DE VOTRE ENNEMI UN AMI

Arriver à bien vivre avec son diabète n'a pas à être un fantasme. Je suis convaincue qu'on peut tous y arriver, en commençant par l'accepter pleinement et sincèrement. La défaillance est là, qu'on le veuille ou non ; la renier reviendrait à anéantir la relation qu'on a avec notre propre corps, et vivre avec ce conflit serait tout simplement impossible. Je pense qu'il faut regarder la maladie bien en face et lui dire qu'on la tolère complètement, elle et tout ce qu'elle implique, même si on aurait largement préféré qu'elle nous épargne cette course effrénée sans ligne d'arrivée. Il faut lui promettre qu'elle aura toujours sa place et qu'on l'écoutera parler à chaque fois qu'elle aura besoin de le faire, même si on pourrait très bien se passer de son opinion. Quand elle nous met un coup, tendre l'autre joue est toujours la bonne solution : le sang-froid, l'objectivité et la bienveillance seront toujours de meilleurs alliés que la colère et l'impatience.

Accepter et tolérer la maladie, ça implique pour moi de lui vouer une forme de respect. Je sais que tout au long de ce livre j'ai donné l'impression de dénigrer la maladie : je l'ai appelée *boulet*, *parasite*, *tyran*, *importun* ; j'ai parlé d'elle comme d'une ennemie, d'une adversaire, d'une tortionnaire. Le diabète mérite tous ces noms parce que le mal qu'il me fait, même s'il est moins grand qu'avant, est réel. Pour autant, j'ai décidé d'accepter sa balourdise et me force chaque jour à ne plus mettre d'huile sur le feu. Je n'arrive pas tous les jours à lui sourire, mais au moins, j'ai le doigt d'honneur moins facile qu'avant.

Si on demande au diabète de desserrer les liens, de nous laisser plus d'espace pour respirer et nous exprimer librement, pourquoi la courbe de la glycémie n'aurait-elle pas le droit, elle aussi, d'onduler ? Pour le coup, la ligne droite est un vrai fantasme : les seuls endroits où l'on puisse la voir, c'est sur l'électrocardiogramme de quelqu'un qui ne vit plus. La linéarité est, quand on y réfléchit bien, l'opposé de la vie ; elle représente l'absence de mouvement, le rien, la mort. Un cœur qui bat dessine des montagnes sur l'écran ; comme lui, la glycémie bouge et elle ne s'arrêtera de le faire que quand on partira au Ciel. Le corps est fait de courbes, à l'intérieur et à l'extérieur, et ne pas les accepter, c'est lui manquer de respect à lui aussi. Les hyperglycémies et l'insulinorésistance – quand le corps résiste à l'insuline – font partie de la maladie. On peut s'épuiser à se battre contre elles autant que l'on veut, on ne gagnera jamais la guerre, parce qu'elles résisteront toujours. Il y aura des pics de sucre à chaque virage sur notre route, kilomètre après kilomètre. Autant se contenter de faire tout ce qu'on peut pour les esquiver sans les provoquer et prôner la paix coûte que coûte.

Respecter son diabète, c'est donc aussi trouver la force en soi de surpasser les incompréhensions : on ne verra jamais tout à fait clair dans le jeu du corps ni dans celui de la maladie, mais tant pis. Il faut cohabiter avec le mystère sans chercher absolument à le percer. La mésentente fait partie du lot : les points d'interrogation ponctueront eux aussi notre marathon, mais ils ne doivent pas nous empêcher de garder le rythme et la tête haute.

Accepter et respecter la maladie ne veut pas dire qu'on ne peut pas la remettre à sa place quand c'est nécessaire ; au contraire, il faut absolument et tout le temps être sincère avec elle, même si c'est pour lui dire « merde ». Le fait qu'elle soit une priorité ne lui donne pas le droit de dicter notre conduite, de nous manipuler comme des pantins ; notre vie ne lui appartient pas, c'est seulement à notre tête et à notre cœur d'en faire ce qu'ils veulent. Notre pathologie ne mérite pas de casser nos rêves ni de freiner nos envies. Quand elle l'oublie, il faut le lui rappeler fermement. On en fait déjà bien assez pour elle.

Si le diabète arrive encore à me rendre malheureuse, c'est parce que j'ai toujours été quelqu'un de docile et que je prends les choses très à cœur. Le temps m'aidera à m'endurcir et il le fait déjà : tous les jours, je rappelle à mon boulet qu'on avancera toujours ensemble, mais qu'il n'a pas le droit d'être celui qui *traîne* l'autre en permanence : il faut qu'il me laisse être devant, quoi qu'en dise son lourdaud d'ego.

RÉALIGNEZ-VOUS

Davantage qu'éviter le piège que la maladie nous tend et qui nous emprisonne dans l'auto-dénigrement, *il faut absolument et sincèrement apprendre à s'aimer soi-même.* On arrivera ainsi plus facilement à apprécier nos défaillances. Je suis bien placée pour dire que l'une des plus grandes difficultés dans la gestion d'une maladie comme le diabète de type 1, c'est de ne pas finir par se détester soi-même. La maladie aime monter notre tête contre notre corps : à cause de ses magouilles, on peut vite être tenté de prendre l'une pour taper sur l'autre. C'est dur d'accepter que le corps ne coopère pas sans s'énerver contre lui, frustrant de regarder la normalité quand elle est loin devant nous sans avoir envie de pleurer : pour rester calme, il est certain qu'on doit redoubler d'efforts. Arriver à être toujours gentil avec soi-même et se traiter avec empathie dans n'importe quelle situation est un challenge éléphantesque, mais on a tous la force en nous de résister à l'envie de se punir. Il serait bête d'arrêter de chercher cette force avant de l'avoir trouvée.

Si seulement j'avais compris ça plus tôt, les premières années de ma relation avec ma maladie auraient été bien moins malheureuses, puisque c'est là que j'ai si lamentablement échoué. L'orage est loin derrière et je sais qu'il ne reviendra pas, mais les gros nuages noirs qui m'ont gâché la vie à l'époque où il grondait reviennent de temps en temps me rendre visite. Malheureusement pour eux, la lucidité et la sagesse qui me soutiennent aujourd'hui arrivent toujours à les percer pour éclaircir mon ciel. Certaines pensées toxiques me piquent de temps à autre et me ramènent vers l'autodévalorisation, surtout par rapport à l'alimentation et aux hyperglycémies, mais je fais tout pour qu'elles partent aussi vite qu'elles viennent. J'arrive désormais à me rassurer quand je me trompe, à accepter l'erreur, à me dire que je n'ai rien fait de mal et que ce n'est pas de ma faute. Je me fais confiance pour rattraper le coup d'une manière ou d'une autre.

Le jour n'est pas venu où la circulation d'énergies négatives fera du bien à quelqu'un. Aucun combat psychologique ne se gagne si, à l'intérieur, on est divisé en plusieurs parties qui se confrontent. Malheureusement, et comme vous l'aurez maintenant compris, on se casse souvent en plusieurs morceaux en tombant dans le piège du diabète : à ce moment-là, toutes les parties qui nous composent se disloquent et se perdent. Je pense que la tête, le corps et la maladie doivent s'aligner, être en parfaite osmose, et que l'amour et la bienveillance doivent servir de ciment pour consolider la relation entre eux. Il faut les réunir, parce que c'est dans l'unification qu'on trouve l'équilibre et qu'on va plus vite sur le *parcours du combattant*. Trouver l'osmose, c'est d'abord faire les bons choix : c'est ce qui fait du bien au corps qu'il faut prioriser. Même si c'est une épreuve de taille, il faut prendre le temps d'observer son corps pour arriver à le comprendre : qu'est-ce qui se passe à l'intérieur de moi quand je mange ça, et ça ? Quand je me sens triste, que je tremble de peur ou que j'éclate de joie ? Quand l'alcool me monte à la tête ? Après et avant le sport, quand je danse ? Quand je m'endors ? Comment mon diabète s'adapte-t-il et réagit-il aux mouvements de mon corps, qu'est-ce que mes taux me disent sur mes choix et mes actions ? Le corps nous parle tout le temps. Certains de ses messages sont faciles à comprendre : il faut se donner les moyens d'écouter.

Le corps est une chose, l'esprit en est une autre. Vous devez savoir comme moi que les deux n'ont pas toujours envie ou besoin des mêmes choses. Si on donne de l'attention au corps, qu'on lui prouve qu'on ne lui veut que du bien et qu'on fait tout notre possible pour l'aider à bien fonctionner, il n'y a pas de raison de ne pas faire pareil pour la tête et pour le cœur. La clé, je pense, c'est d'arriver à faire les bons compromis pour que tout ce petit monde soit content. C'est là que la notion d'équilibre prend tout son sens : il faut trouver le juste milieu entre raison et impulsion, rigueur et liberté. Chercher la perfection à tout prix ne mène jamais à rien d'autre qu'à la frustration ; la recette du bonheur est sans doute tout simplement de faire de son mieux en fonction de ses possibilités et de ses capacités, en se laissant porter par ses besoins et ses envies.

Ma tête en a voulu à mon corps pour ce handicap auquel il m'a obligée d'offrir l'hospitalité. Pendant ce temps-là et en échange, mon corps en a voulu à ma tête de le tyranniser avec tous ses dogmes bizarroïdes. Avoir nourri autant d'hostilité et de conflit en moi m'a complètement desservie : comme des mauvaises herbes, ils n'ont fait que se répandre et contaminer le reste. Je travaille sur moi jour après jour pour que mon humanité reste la première chose à me définir, je ne veux plus qu'elle se soumette à la maladie. Rien ne m'obligera plus jamais à vivre comme une machine. En écoutant mon corps et mon cœur, j'ai pu identifier mes besoins et mes envies en nourriture, et j'essaye de toujours les honorer. Il me reste du boulot, mais ma relation avec l'alimentation s'assainit. Aujourd'hui, je pèse un poids *normal* : je n'ai jamais été aussi *en formes* que maintenant, et je suis fière de dire que ça ne me fait rien. Les chiffres peuvent bien être ce qu'ils veulent. L'époque où je m'affamais pour garder le contrôle sur eux en les poussant toujours plus bas me semble irréelle ; repenser à tout ce que je me suis fait subir pour « garder la ligne » me rend folle. J'aurais dû ne penser qu'à ma santé, garder les yeux fixés sur mes besoins vitaux, me contenter d'aller bien et de me sentir bien, tout simplement. Je crois que je regretterai pour toujours le temps et l'énergie que j'ai perdus en me concentrant sur les mauvaises choses. Ma plus belle victoire, c'est sûrement d'avoir compris que ce ne sont pas des chiffres qui caractérisent une personne et lui donnent de la valeur, mais plutôt l'expression de sa personnalité à travers son style de vie, sa créativité, ses opinions et ses choix. Rien ne peut justifier ni légitimer cette quête de la perfection que j'ai poursuivie. Si, en retour, mon corps peut entendre et comprendre ma tête, j'espère qu'il a compris à quel point je regrette toute la méchanceté et l'irrespect avec lesquels je l'ai traité. Si seulement on ne s'était pas fait tant de mal, lui et moi.

TRAITEZ-VOUS COMME LE CHAMPION QUE VOUS ÊTES

Comme je vous le disais, je pense que les coureurs les plus performants de ce marathon qu'est le diabète sont ceux qui ont confiance en eux, qui croient profondément en leur succès et qui savent s'encourager tout du long. Les meilleurs sont ceux qui s'aiment, tout simplement. Meilleurs, ils ne le sont pas parce qu'ils font mieux que tout le monde. Au contraire, ils le sont parce qu'ils se battent pour *l'alignement* de toutes les parties qui les composent et donc, pour devenir la plus belle version d'eux-mêmes...

J'ai mis du temps avant d'être capable de me le dire, mais je suis fière de ma persévérance. Fière de mon courage, fière d'être la battante que je suis, toujours prête à attaquer et encaisser les coups, du matin au matin en passant par la nuit. Je reconnais tous les efforts que je fais pour rester droite sur le fil tremblant de l'acceptable. Je me vois courir à toute vitesse sur le chemin vers la normalité et me relever après chaque crevasse. Si vous vous battez pour et contre la même chose, je suis sûre que vous avez toutes les raisons d'être fier de vous, vous aussi. Rien ne me semble aujourd'hui plus important que de savoir s'applaudir, se dire bravo aussi souvent et aussi fort que possible, se rappeler qu'on est toujours debout et que personne ne pourrait gérer aussi bien qu'on le fait. Il faut savoir se traiter comme le champion qu'on est, en n'oubliant jamais que l'évolution et la progression comptent encore plus que le résultat. Quand, tous les ans, l'heure de contrôler l'HbA1c sonne, je retiens mon souffle jusqu'à ce que les résultats tombent et que je puisse me féliciter comme je le mérite. Parce que je sais que personne d'autre ne tapera dans ma main en guise de « bien joué », j'ai compris que le mieux restait de le faire moi-même et pour moi, et que c'était bien le plus important.

VOUS D'ABORD, MAIS LES AUTRES AUSSI

Quand le courage nous manque et que le poids de la maladie s'alourdit, je crois que c'est le meilleur moment pour relativiser et retirer ce zoom qu'on laisse trop souvent poussé au maximum sur nous-mêmes. Tous ceux qui, comme moi, vivent dans ce monde ont une histoire, un vécu et des problèmes. La complexité du système politique et économique nous abîme pendant que le contexte environnemental et social nous fragilise, et on doit se battre en permanence contre l'adversité, quel que soit le visage qu'elle choisit de prendre. La vie n'est ni simple, ni logique, ni juste, elle aime les tragédies et les imprévus autant qu'elle tient aux grands bonheurs et aux choses bien faites. Je pense qu'il faut toujours se souvenir que la souffrance nous entoure et que les gens qui gravitent autour de nous sont les soldats de leurs propres guerres ; les leurs sont parfois bien plus graves que les nôtres. Lorsque l'on devient adulte, on se rend compte qu'il faut beaucoup de courage pour vivre et survivre dans ce monde, et c'est sans doute à ce moment-là que l'on comprend à quel point la vie est précieuse et comme elle peut être merveilleuse. On avance drôlement plus vite quand on a conscience que le pire existe et qu'il faut profiter du meilleur.

Le diabète se gère parfois avec difficulté, mais il se gère. Il est lourd, mais nos épaules sont assez solides pour le supporter. Avec lui, on peut vivre très bien et très longtemps, du moment qu'on n'abandonne pas le parcours, qu'on ne saute pas du fil. Mon HbA1c n'a jamais dépassé 7 % en quinze ans de diabète. Mes yeux et mes reins vont bien ; mon corps fonctionne. Je vais bien. Quand j'en doute, je pense à ceux qui ne peuvent pas en dire autant.

Ce qui m'aide tous les jours à me souvenir de la chance que j'ai de vivre malgré le boulet à mes pieds, ce sont les cicatrices laissées par les événements tragiques que j'ai vécus en cours de route. Elles me rappellent constamment que je dois prendre sur moi, dédramatiser et lâcher prise plutôt que me faire du mal inutilement. En plus d'être témoin des problèmes et des malheurs que vivent les uns et les autres dans notre monde, et dans mon entourage, la vie m'a brisé le cœur plusieurs fois ; c'est grâce à sa violence que, paradoxalement, j'ai ouvert les yeux sur sa beauté, sa préciosité et sa fragilité.

En août 2017, j'ai failli perdre tragiquement mon père, qui s'est retrouvé dans le coma pendant plus d'un mois après avoir chuté d'une échelle dans le jardin de notre maison. Pendant ces longues journées et semaines d'agonie et de désespoir, j'ai été capable de mettre ma maladie entre parenthèses : mes taux étaient catastrophiques à cause de l'angoisse et de la douleur que je ressentais, mais rien n'était plus puissant, plus important, plus primordial que la vie suspendue de mon père. Le reste n'était rien, il n'existait pas : j'avais réussi à l'amoindrir au maximum, à le rendre tout petit.

Plus récemment, comme j'en parlais plus haut, j'ai perdu mon ami Arnauld. L'accident cardiaque qui l'a terrassé ne lui a pas donné la chance de pouvoir souffler sa vingt-neuvième bougie. Malgré ma sidération et mon chagrin incommensurable, j'ai pu en tirer de grandes leçons ; chaque jour et pour lui, j'essaye de les mettre en pratique.

Je ne dirais pas que de telles épreuves nous ramènent sur Terre. Je crois, au contraire, qu'elles nous emmènent tout là-haut dans l'espace et qu'elles nous forcent à changer de perspective, à remettre les choses à leur place et à revoir nos priorités. Revenir à l'essentiel. Comprendre ce qui est important, ce qui l'est moins et ce qui ne l'est pas. Ce qui compte. Ce qui passe en premier et en dernier. Une fois qu'on a pris le recul nécessaire, je crois que le regard que l'on porte sur notre propre existence change. On l'envisage peut-être avec un peu plus de détermination, d'espoir et d'audace.

VOTRE CŒUR VOUS AIDERA

Ça fait longtemps que je suis persuadée que l'humain a cessé d'écouter son cœur et que là est sa plus grande erreur. Je pense que l'amour devrait revenir au centre de ses priorités et piloter tous ses choix de vie. La direction que prend l'humanité me donne malheureusement raison aujourd'hui. Sans que l'on s'en rende compte et parce que l'on a été formaté par ce monde qui nous a vus naître, nous avons une fâcheuse tendance à nous attacher à des choses qui ne méritent pas toute l'importance qu'on leur donne. Le matériel, la quête du physique parfait, la course à l'argent, les réseaux sociaux, l'approbation des autres… Ces choses qui retiennent notre attention nous éloignent de ce qui compte le plus et qui devrait toujours passer en premier. Derrière le « ce » dont je parle, il y a évidemment le respect fondamental de la vie dans toutes ses formes – la nature, les animaux, les humains –, mais aussi toute sorte d'activité qui ne nuit pas à autrui, comme l'exploitation de nos propres capacités créatives, artistiques et intellectuelles. Je crois que s'engager pour une cause qui nous touche, auprès de quelqu'un ou dans une activité qui nous passionne et nous anime est un moyen formidable de se détacher de nos problèmes et de faire du bien aux autres et à soi. Choisir ses batailles et s'y vouer avec passion et conviction pour donner un sens à sa vie, autre que la lutte contre la maladie, me semble être une très belle façon de la vivre.

Il se passe énormément de choses entre 14 et 28 ans. On devient adulte, on gagne en maturité, on se positionne. Nos opinions s'affirment, on se trouve. On a des révélations. On choisit ses batailles et on revendique ses valeurs. En ce qui me concerne, j'ai trouvé ce pour quoi je voulais me battre à travers l'importance que j'accorde aux animaux et à l'évolution de leurs droits. Le jour où j'ai compris quelle place tout cela avait dans ma vie, j'ai aussi compris qui j'étais, ce que je devais faire pour être en parfait accord avec ma propre personne. Je connais mon corps et mon cœur : je sais ce qui me fait rire, ce qui me fait pleurer, ce qui me motive et ce qui me révulse. Je sais qui je suis et où je dois aller pour laisser mon empreinte dans ce monde, pour faire en sorte que mon existence ne soit pas complètement insignifiante. Je suis persuadée que nous investir dans quelque chose qui nous tient à cœur nous aide à nous construire et nous endurcir. Lorsque l'on trouve sa voie et que l'on fait les choses avec conviction et passion, tout s'apaise et, à mon avis, notre gestion des événements et des problèmes devient alors plus facile. On se laisse moins atteindre par les problèmes et les drames quand on s'accroche aux choses qui nous animent et dans lesquelles on trouve du sens. Ces choses nous aident à toujours revenir au centre de nous-mêmes quand les coups que la vie nous donne nous désaxent. En tout cas, je crois que c'est ainsi que ça fonctionne pour moi : les aléas de la vie et la maladie ont beau essayer de me faire tomber, je peux toujours compter sur les choses qui donnent un sens à ma vie pour me redresser et me donner de l'élan.

« IL VAUT MIEUX SUIVRE LE BON CHEMIN EN BOITANT QUE LE MAUVAIS D'UN PAS FERME. »

Saint Augustin

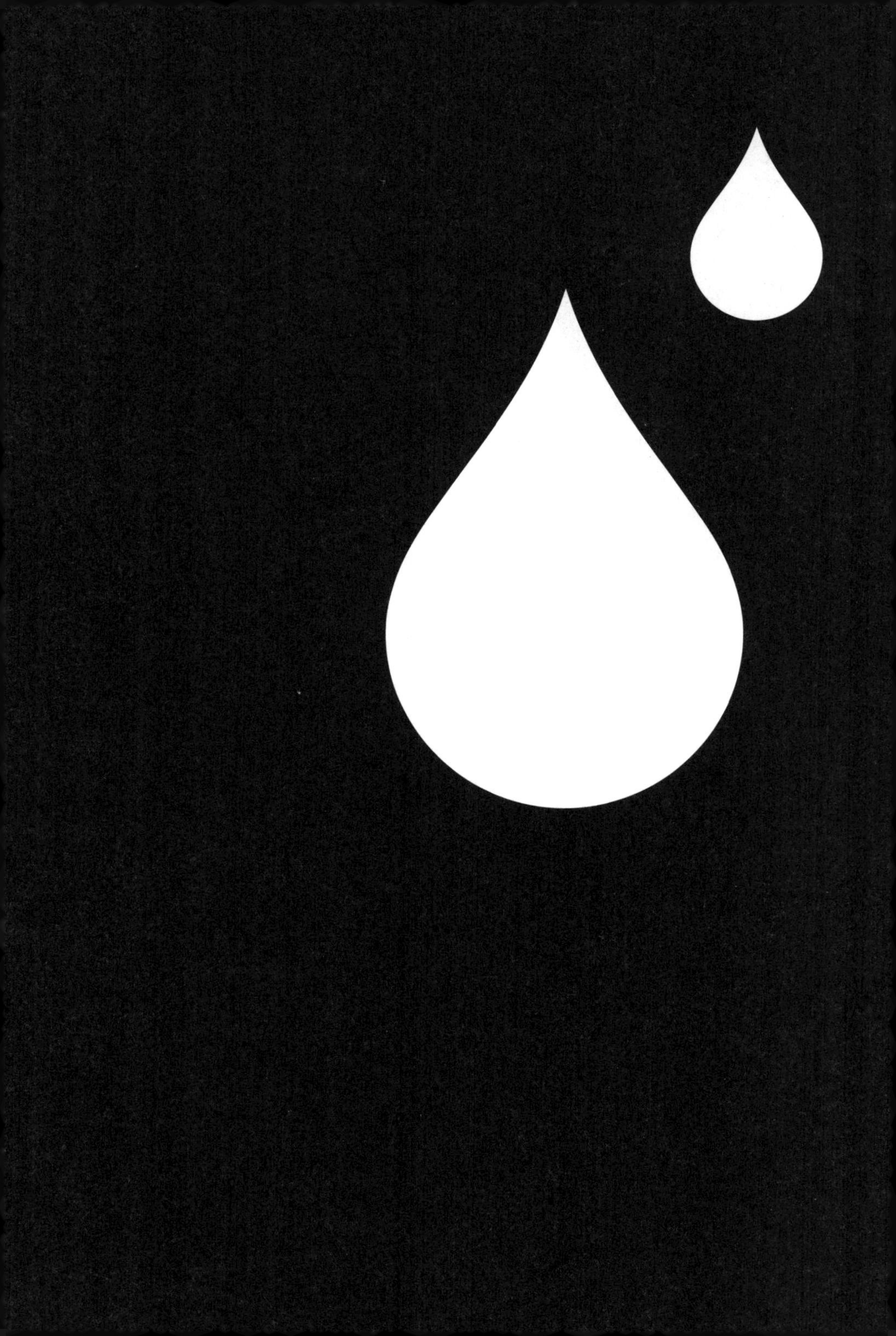

ÉPILOGUE

Épilogue

Cette charge mentale que le diabète a déposée sur mes épaules il y a des années m'a fait horriblement souffrir. Elle a laissé sur ma peau des ecchymoses et des bleus qu'aucune crème réparatrice ne pourra effacer. À l'époque de ma descente aux enfers, j'aurais tout donné pour recevoir des conseils, des mots rassurants, n'importe quelle sorte de guidance de la part d'un de mes semblables. Je rêvais que *quelqu'un comme moi* allume la lumière qui m'aurait sortie de l'obscurité, de voir une main se tendre dans ma direction : je l'aurais prise et ne l'aurais plus jamais lâchée.

Je regrette de ne pas avoir eu de suivi psychologique dès l'arrivée de ma maladie. Je regrette de n'avoir pas cherché le soutien d'autres malades, de ne pas avoir parlé, de m'être engagée sur le parcours du combattant toute seule, sans savoir où j'allais.

Il me semble essentiel d'établir, de reconnaître et de parler franchement du lien entre le diabète de type 1 et les troubles mentaux chez l'adolescent et le jeune adulte, et en particulier la jeune femme. Ces ravages dans la tête sont parfois plus graves que ceux faits concrètement par la maladie sur le corps. J'espère de tout cœur que mon témoignage vous aura permis de le comprendre.

Les idées et les pensées que j'évoque en vous encourageant pourtant à ne plus subir l'épreuve viennent du plus profond de moi ;

je ne les ai ni volées ni fabriquées. Ce que je vous donne n'est qu'une piste de réflexion, un point de vue, celui que mes quinze années de réflexion et d'expérience m'ont aidée à construire. Ma manière de voir les choses s'est précisée au fil du temps, grâce à de petits échecs et de grandes victoires, mais peut-être même davantage grâce aux petites victoires et aux grands échecs.

Quand je regarde ces quinze années passées, je me vois me battre. En funambule, en marathonienne, en guerrière. Sans relâche. Je me vois dans l'eau, les mains autour de ce gros poisson qui me résiste, et que j'ai appelé *normalité*. Mais plus encore que la lutte, ce sont les leçons que je vois : j'en ai appris des tonnes sur le fil, sur le parcours, sur le front. Entre ma tête, mon corps et ma maladie, l'amour et la haine circulent en alternance : on se fait parfois la tête, mais on n'oublie pas qu'on s'est construits les uns grâce aux autres et qu'on ne tiendrait pas longtemps séparément.

Sans la maladie, que serait ma vie ? À quoi ressemblerait mon corps, mon visage ? Qui serait la Cloé que la normalité n'aurait pas abandonnée en cours de route ? Est-ce que j'aurais fait les mêmes choix et défendu les mêmes valeurs si le diabète ne m'avait pas fait tant souffrir, et autant grandir ? Je n'aurai jamais l'occasion de le savoir, mais peu importe : c'est la Cloé d'aujourd'hui qui joue, et la partie ne fait que commencer.

Épilogue

Mon diabète et mon corps en enseignent tous les jours à ma tête. Ils me servent et me desservent, me lassent puis me surprennent. Ils m'exaspèrent et m'émeuvent, me réchauffent et me glacent. Ce sera comme ça pour toujours ; c'est *ma* normalité, celle à laquelle je dois aujourd'hui mon *équilibre*. L'un de nous trois fera sûrement tomber les autres à la fin, mais je ne préfère pas savoir qui. Je n'ai pas le temps d'y penser.

À vous, mes chers compagnons sur le front, je donne une grande dose d'amour, de force et de courage. Pour vous aussi, je sais que chaque jour est une épreuve, et que certains sont plus difficiles à surmonter que d'autres. Ne soyez pas trop durs envers vous-mêmes, et ne vous privez jamais d'arroser vos petites et vos grandes victoires d'applaudissements vibrants. Pensez toujours à vous en premier mais n'oubliez jamais la vie des autres ni la vie avec les autres ; vous avez votre place partout et auprès de tout le monde. Mangez cette énorme part de gâteau au chocolat. Faites l'ascension de cette montagne. Passez cet examen. Dansez sur cette chanson, autant de fois que vous le voulez. Allez au bout de tout ce qui vous fait plaisir, vivez l'expérience ; elle est courte et insignifiante, c'est pour ça qu'il faut éviter de lui donner trop d'importance et de trop se prendre au sérieux. *Soyez vivant avant d'être malade.*

Cloé Neher

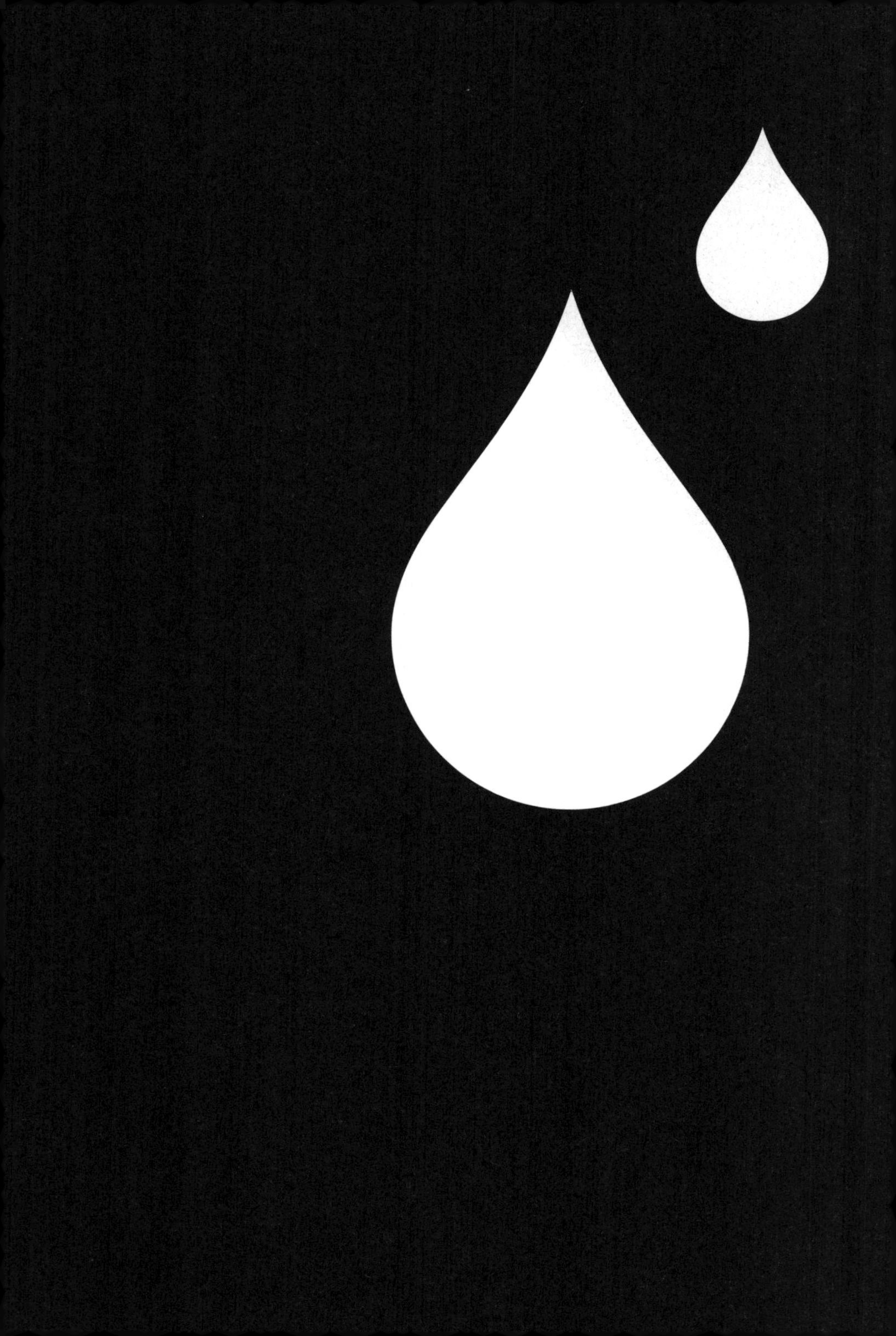

RESSOURCES

SUR LE DIABÈTE DE TYPE 1

Pages institutionnelles

- **www.hegp.fr/diabeto**
  Le site du service de diabétologie de l'hôpital européen Georges Pompidou, Assistance publique-Hôpitaux de Paris.

- **www.inserm.fr/information-en-sante/dossiers-information/diabete-type-1**
  La page de l'Institut national de la santé et de la recherche médicale (INSERM), consacrée au diabète de type 1.

- **www.has-sante.fr/jcms/c_419399/fr/ald-n8-diabete-de-type-1-chez-l-adulte**
  Dossier de la Haute Autorité de Santé (HAS) sur le diabète de type 1 chez l'adulte.

- **https://www.ameli.fr/assure/sante/assurance-maladie/service-sophia-pour-les-personnes-diabetiques**
  Le service d'accompagnement Sophia pour les personnes diabétiques auprès de l'Assurance maladie.

Ouvrages et articles

- Bruno Orsatelli, Marie-Christine Pheulpin, *Nous, diabétiques dans la vraie vie*, Josette Lyon, 2016.
- Alban Orsini, *Merci pour ce diabète*, Hugo Images, 2016.
- Dbl-diabete, « Le diabète de type 1 a-t-il un impact sur la santé mentale ? », 23/04/2020.
- G. Gastaldi, J. Bringer, « Savoir repérer les troubles du comportement alimentaire chez les patients atteints de diabète de type 1 », *Médecine des maladies métaboliques*, volume 6, issue 2, 29/03/2012, pages 143-150.
- Dbl-diabete, « Voyager en avion avec un diabète de type 1 », 28/07/2020.
- Dbl-diabete, « Le check-up santé du diabète de type 1 », 06/08/2020.

Communauté DT1

- **www.type1family.org/fr**
  www.instagram.com/type1family
  LaType 1 Family est une association pour DT1 (événements, rencontres, partages d'informations, témoignages, portraits, etc.).

- **www.ajd-diabete.fr**
  www.instagram.com/ajd_diabete
  Aide aux jeunes diabétiques est une association pour jeunes DT1.

- **www.tiffanyskye-dietetique.fr**
  Tiffany Skye Varenne est une diététicienne spécialiste des régimes végétaliens et végétariens qui accompagne beaucoup de patients DT1.

- **www.labelleetlediabete.com**
  www.instagram.com/labelleetlediabete
  Gisèle est une blogueuse et instagrameuse DT1. Elle a récemment créé *Le Diabète enchaîné*, un super webzine mensuel gratuit, en collaboration avec son amie Nina, elle aussi DT1.

- **www.instagram.com/lejardindaubepine**
  Cette instagrameuse DT1 est la fondatrice de la marque d'accessoires pour matériel médical Le Jardin d'Aubépine et du carnet de recueil des glycémies *Diab'note*, qu'elle a créé en partenariat avec Gisèle.

www.mylovelybird.fr
Créatrice d'accessoires pour appareils médicaux (pour diabétiques).

www.instagram.com/diab_aide
Élise et Anne sont jumelles et toutes deux DT1. Elles testent de nombreux produits, partagent leur quotidien, donnent des conseils, informent, etc. Elles sont aussi très présentes sur YouTube, sur leur chaîne Diab'aide.

www.instagram.com/insulea.de
www.instagram.com/gretastypeone
L'Allemande Lea et la Suédoise Greta sont deux instagrameuses DT1. Elles font partie de ces influenceurs DT1 inspirants qui se sont fait connaître au-delà des frontières de leur pays.

SUR LE VÉGÉTALISME ET LE VÉGANISME

Pages et sites

www.oliveetcoconut.com
Olive et Coconut, un site de conseils pour une transition vers une alimentation végétalienne.

www.plantastique.com
Plateforme éducative créée par la Dr Laurence Froidevaux, chiropraticienne et spécialiste en nutrition végétale, directrice du Centre Chirosphere à Neuchâtel (Suisse).

www.vegan-pratique.fr
Site proposé par l'association militante L214 pour accompagner la transition vers un mode de vie vegan (recettes, études, nutrition, conseils...).

www.alice-esmeralda.com
Pointure de la cuisine végétalienne en France, Alice Esméralda a publié plusieurs livres de recettes et, sur son site, elle partage également des articles et ses sources documentaires.

www.instagram.com/123veggie
Recettes de cuisine végétalienne.

www.tommpousse.fr
www.jay-joy.com
Deux marques françaises spécialistes du fromage végétal.

www.instagram.com/rob_banks
Militant de la cause animale, qui s'intéresse particulièrement aux usages de la fourrure et à l'exploitation des animaux dans la mode.

- **www.instagram.com/earthlinged**
  Militant de la cause animale, qui pointe surtout du doigt l'exploitation des animaux de ferme par les grands industriels.

Documentaires

- Kip Andersen, Keegan Kuhn, *Cowspiracy: The Sustainability Secret*, 2014, États-Unis, 91 minutes.
- Kip Andersen, Keegan Kuhn, *What the health*, 2017, États-Unis, 92 minutes.
- Chris Delforce, *Dominion*, 2018, Australie, 120 minutes.
- Shaun Monson, *Earthlings*, 2005, États-Unis, 95 minutes.
- Louie Psihoyos, *The Game Changers*, 2019, États-Unis, 108 minutes.

MERCI

À Maman, MV, Sarah, Candice, Noémie, Marion, Marine... à vous, femmes de ma vie, qui menez votre propre combat sans jamais cesser de vous intéresser à celui des autres. Votre amour nourrit ma force.

À Lydia, Christine, Sofia, Colombe, Alexandra, Ophélie, Marie, Manon, Cannelle, Anouk, Jeanne, Caro, Julia, Vanille, et les autres... à vous, toutes les supernanas qui gravitez autour de moi et avez su m'encourager à travers ce projet, de très près comme de très loin, chacune à votre manière. Vous êtes des inspirations du quotidien.

À la Dr Tielmans Baron, pour m'avoir suivie toutes ces années et avoir accepté d'écrire la préface de ce livre.

Enfin et surtout, à moi-même, pour ne m'avoir jamais laissée tomber, et pour tout ce chemin parcouru.

Dépôt légal : novembre 2020.

Achevé d'imprimer par la Nouvelle
Imprimerie Laballery en octobre 2020.

La Nouvelle Imprimerie Laballery
est titulaire du logo Imprim'vert.

Numéro d'impression : 010241